오메가-3에 대한 모든 것

바다에서 온 필수지방산

심장과 관절·피부를 보호하고,
뇌를 자극하고 지방을 연소하는 방법

오메가-3에 대한 모든 것

바다에서 온 필수지방산

톰 살덴 지음 / **김진원·방정석** 옮김

안철민 감수(연세의대 호흡기내과 명예교수)

이채.

독자분들에게

이 책에서 제시하는 자구적인 조언을 따르기 전에 독자는 자신이 지닌 특정한 건강 문제가 어떤 속성을 가지는지 반드시 충분히 살펴보아야 하며 조금이라도 의혹이 들면 전문의와 상담해야 한다. 정확한 용량과 용법을 지키는 것은 무엇보다도 중요하며 이를 개인에게 적용하는 과정에서 문제가 생기더라도 저자와 출판인은 법적 책임을 지지 않는다.

톰 살덴(Tom Saldeen) 박사는 1936년 스웨덴 스톡홀름에서 태어났다. 1961년 의학박사(MD)를, 1963년 박사학위(PhD)를 스웨덴 룬드(Lund) 대학에서 받았다. 1963년에 룬드 대학의 부교수와 1968년에 스웨덴 웁살라(Uppsala) 대학의 정교수로 외과학부에서 근무했다.

1988년 이후, 미국 플로리다 대학에서 외래교수로, 보스턴 하버드 의과대학과 매사추세츠 종합병원에서 1년간 초빙교수로 지냈다. 1998년 이후에는 아칸소 대학 의과학부에서 외래 교수를 지냈고 1967년부터 가정의학과 개인의원을 운영해 오고 있다.

1975~2003년 동안 스웨덴 국립건강복지위원회의 과학자문관으로 근무했고, 1999년 이후 스웨덴 심장건강센터 전문의 및 의학 자문관으로 일해 왔다. 오메가-3와 비타민 E의 효과를 강조한 심혈관의학에 관한 800편 이상의 연구논문을 발표했다. 미국심장병학회 및 미국심장협회 회원이다. 1997년에 출간된 『어유와 건강(Fish oil and Health)』은 베스트셀러가 되었고 현재 8개 언어로 번역되었다.

그린란드 에스키모들에게 심장병으로 인한 사망률이 낮다는 사실은 거의 30년 전부터 알려졌다. 이렇게 심장병 발생이 낮은 것은, 어유 지방산(오메가-3 지방산)이 풍부한 식습관에 기인한 것이다. 많은 연구에서 그러한 지방산을 포함한 어유(魚油, fish oil)가 동맥경화, 심혈관질환 및 기타 질병에 유익한 효과가 있음을 입증하고 있다.

어유의 탁월한 효과에 관해 지대한 관심을 불러일으킨 많은 연구가 웁살라 대학의 톰 살덴(Tom Saldeen) 교수와 동료들에 의해 이루어져 왔다. 이 책은 그러한 연구들을 간략하게 엮어 놓은 것이다. 일반 어유 제품들이 산화반응으로 건강에 해로울 수 있는 반면, 이 책에 기술된 천연 어유는 적합한 항산화제와 최적으로 조합되어 효능이 뛰어나고 안정적이다. '안정된' 어유를 소개할 수 있다는 것은 상당한 진전을 의미한다.

나는 이 책이 심장병이나 다른 질병의 예방과 치료를 위해, 어유의 처방을 함께 고려하는 분들에게 중요한 지침서가 되리라고 믿는다.

심장병이나 다른 질병을 가진 환자들에게 어유를 권하고자 하는 전문의와 의료 관계자 분들에게 이 책이 도움이 되기를 바란다.

Jawahar L. Mehta, MD, PhD

Stebbins 심장학회 의장
내과, 생리학 및 생물물리학 교수
심혈관학과 이사
아칸소주 리틀록 아칸소 의과대학

수십 년간 귀중한 조언과 소중한 도움과 영감을 준
이 책을 저술하게 한
나의 모든 환자와 동료 들에게

차 례

심혈관 전문의인 나는, 예기치 않게 갑자기 심장마비로 고통을 받고 돌연사하는 수천 명의 젊은이들과 중년에 접어든 사람들을 보아 왔다. 이것은 상당히 충격적인 경험이어서 이러한 죽음을 예방할 수 있는 방법에 대해 고민하였다.

1980년에 나는, 덴마크 의사인 Bang과 Dyerberg가 발표한 그린란드 에스키모인은 심장마비를 거의 겪지 않는다는 글을 읽고 매료되었다. 에스키모인 식단에 지방이 아주 풍부했기 때문에 놀라움을 안겼다. 하지만 에스키모인 식단에 풍부한 지방은 생선과, 다른 해양 동물로부터 얻은 특별하고 건강한 성분이라는 점에서 그 수수께끼의 해답을 찾을 수 있었다. 그리고 이러한 지방에는, 에스키모인 사이에서 심혈관질환을 예방하고 건강을 지켜주는 탁월한 효능을 가진 '오메가-3 지방산'이 함유되어 있다는 사실을 알게 되었다.

몇몇 연구 동료들과 함께 나는 돌연심장사(sudden cardiac death)로 사망한 스웨덴 사람들의 심장에 오메가-3의 양이 부족하다는 것을 발견했다. 이는 이러한 지방산의 부족이 심혈관질환을 악화시키는 중요한 요인으로 작용할 수 있음을 보여주는 것이다. 연구진은 식단에 오메가-3 양을 증가시켜 심장병과 이로 인한 사망을 예방하려고 시도했다.

20여 년 전, 나는 미국에서 오메가-3를 함유한 어유로 여러 실험을 할 기회가 있었다. 실험 기간 중에 참여자들과 나는 매일같이 커다란 어유 캡슐을 18알이나 먹어야 했다. 그런데 큰 캡슐을 매일 그렇게 많이 먹는 게 쉽지 않아서, 궁리 끝에 액체로 된 천연 어유로 대체할 방법을 찾아냈다. 그래서 캡슐 대신 매일 1테이블스푼의 액체만 섭취하면 되었다.

처음 직면한 문제는 어유가 쉽게 산패(酸敗)한다는 것이었다. 어유로부터 환경 독소물질을 제거하는 과정에서 세포보호물질(항산화성분)이 손실되기 때문이다. 그래서 물고기가 지닌 본연의 천연 항산화 물질을 복원하기로 했다. 수년간의 연구 끝에 천연 어유를 안정된 상태로 보존하는 데 성공했다. 이 어유가 맛도 좋을 뿐만 아니라 더 많은 효능을 지니고 있다는 것을 발견하였다.

곧 '안정된' 어유는 지대한 관심을 모았고 규모가 큰 제약회사 하나가 이를 생산하기로 결정했다. 하지만 연구실에서 진행한 기술을 대규모 생산설비로 옮겼을 때 몇 가지 기술적인 문제들이 발생하여 성공하지 못했다. 그때 스웨덴의 웁살라 대학 학생이었던 보 살덴(Bo Saldeen)이 이 문제에 관심을 갖고 동료들과 함께 연구에 열중했고, 그 결과 식용을 위한 안정된 어유를 대량 생산할 수 있었다. 그리고 천연 약물 및 기능성 식품의 원료로서 안정된 어유를 생산하는 회사를 설립했다.

안정된 어유는 혈중지질과 혈압 같은 심혈관질환을 일으키는 여러 위험 요소뿐만 아니라 다른 질병들에 대해서도 효과가 있다는 것을 발견했다. 예를 들어 연구 실험에 참여한 많은 사람들은 안정된 어유를 섭취한 후 관절과 피부 상태도 개선되었다고 동시에 보고했다. 기억상실, 번아웃증후군과 우울증과 같은 정신적인 문제를 가진 참여자들도 그러한 증상이 개선되었다고 보고했고 일부 참여자들은 체중이 감소했다고 했다. 기껏해야 어유가 심혈관질환의 특정 위험 요인에 효과가 있을 거라고 예상했기 때문에 이것은 놀랄 만한 일이었다.

오메가-3가 심장, 관절, 피부, 뇌와 같은 여러 기관에 효과가 있는 이유는, 두 개의 가장 중요한 오메가-3 지방산인 에이코사펜타엔산(EPA)과 도코사헥사엔산(DHA)이 모두, (세포가 속한 기관에 상관없이) 인체의 모든 세포가 최적의 기능을 하는 데 필요하기 때문이다. 이러한 지방산들은 인체에서 생산되지 않기 때문에 식품에서 얻어야만 한다. 이전에는 식품으로만 섭취할 수 있는 이런 지방산에는, 인체에서 생산될 수 없어 비타민 F로 불린 오메가-6 지방산인 리놀레산과 오메가-3 지방산인 알파리놀렌산뿐이라고 생각했다. 오늘날에는 EPA와 DHA 역시 인체에서 아주 적은 양 이상은 만들어지지 않고 음식으로 보충해야 하는 것으로 알고 있다. 그래서 그 2가지 역시 비타민으로 간주될 수 있다.

지난 세기 동안 사람들은 이로운 오메가-3를 얻을 수 있는 중요한 원천인 기름진 생선을 식탁에서 대폭적으로 줄였다. 그래서 오늘날 중요한 지방산의 결핍으로 고통받게 되었고 이것은 매우 우려스러운 일이다. 이는 우리 건강에 매우 중요한 부분이다. 오늘날 혈중 오메가-3의 낮은 농도는 돌연심장사의 아주 중요한 위험요인 중 하나이고 돌연심장사는 가장 높은 사망 원인이기에, 낮은 혈중 오메가-3 농도는 높은 콜레스테롤 수치보다 더 심각하다.

오메가-3 지방산은 인체 내에서 에이코사노이드 (eicosanoid)라 불리는 흥미로운 호르몬을 생산한다. 이 호르몬은 세포 기능과 다양한 호르몬 사이의 정확한 균형을 통해 최상의 건강상태를 유지하는 데 필요하다. 오메가-3 지방산과 호르몬, 그리고 이것들이 만들어내는 여러 가지 물질들은, 심장마비를 예방하는 것 외에 관절 기능과 피부의 탄력에도 좋은 효과가 있으며 우리의 정신과 육체에 모두 큰 도움이 된다.

이러한 흥미로운 사실들은 의학 전문 학술지에 게재되고 전문 연구그룹에게만 알려져 있었다. 이러한 어유의 탁월한 효과에 대해서 대중에게 널리 알릴 수 있도록 쉽게 써달라고 지속적으로 요청을 받았지만 집필작업이 쉽지는 않았다. 하지만 어유 효과에 대해 의학은 날로 더 많은 관심을 기울이게 되었고, 셀프케어(self-care)의 중요성이 더욱 크게 부각되어 더 이상 늦출 수 없다고 판단했다. 자연의 식품을 활용한 손쉬운 방법을 통해 젊은 나이에도 아주 흔하게 찾아오는 돌연사를 예방하고 건강을 유지할 수 있는 방법을 소개해야겠다고 마음먹었다. 이런 내 열정을 독자와 함께 나눌 수 있기를 희망한다.

많은 친구들의 도움이 없었다면 이 책에 실린 연구 결과물은 나올 수 없었을 것이다. 무엇보다 먼저 20년 이상 내 식이요법과 조언을 믿고 따르며 많은 연구에 참여해 준 환자분들에게 감사의 말을 전한다. 수년간 긍정적으로 따라와 준 것이 내게 큰 격려가 되었다.

내 연구에 관심을 갖고 도움을 아끼지 않은 동료들에게도 감사를 보낸다. PhD 과정 학생들, 특히 Dan Lawson, Olle Haglund, Riitta Loustarinen, Baichun Yang, Lying Chen, Meilin Liu와 Hongjiang Chen 등에게 감사 인사를 전한다. 덕분에 오메가-3 분야에 대한 웁살라 대학의 박사학위논문은 성공적으로 잘 작성되었다.

덧붙여 나의 전 PhD 학생이며 지금은 MD, PhD로서 매우 열정적인 연구가이자 전문의인 Jay Mehta 교수에게 20여 년간의 우정과 도움에 심심한 감사를 전한다. 또한 전 PhD 학생이고 PhD인 Rolf Wallin에게 30여 년간 화학 분야에서 나를 도와주어 고맙다는 말을 전한다. 여러 실험분석에 탁월한 도움을 준 Birgitta Alving, Dr. Ritva Jokela, Dr. Karin Engström과 Agneta에게도 감사의 말을 전한다.

  혈액 샘플링과 분석을 도와준 아내 Hill에게 감사하고, 딸 Pia Saldeen, MD. PhD, Nicoline Angergård, MD, Katarina Saldeen Niléhn, MD. PhD, Ann-Sofie Saldeen, MD에게 감사를 보낸다. 나에게 산부인과, 가정의학, 일반의학 및 소아과에 관한 주제들을 자문해주었다. 사위이자 교수인 Per Olofsson과 주간수술부장 Dr. Göran Angergård에게 흥미 있는 의학 토론과 조언에 대해 감사한다. 아들 Bo Saldeen과 사위 Anders Niléhn과 Lars Winther Larsen에게 기술적 조언과 토론에 대하여 감사의 말을 전한다.

  내 손주들, 특히 Emilie와 Hannes Angergård에게 컴퓨터 문제를 도와줘서 감사하고, 부모님인 Dr. Bo Saldeen과 Eira Saldeen으로부터 받은 모든 의학적 및 다른 조언들에 대하여 매우 감사한다.

1장

우리는 어떻게
유인원에서 인간으로 진화했는가?

현대인 호모 사피엔스(Homo sapiens)는 대략 15만 년
전에 아프리카에서 진화한 것으로 추정된다. 호모 사피
엔스는 짧은 기간 동안 우리 조상들이 수백만 년에 걸
쳐 이룬 것보다 더 많은 발전을 이루어냈다. 이러한 급
속한 발전은 우리 조상인 유인원(ape-men)이 동부 아
프리카에 있는 리프트 계곡(Rift Valley)에서 채집한 '두
뇌 식품(brain food)'으로 불리는 식습관에서 기인한 것
으로 보인다.

　이러한 식습관은 이 지역 호수에 서식했던 대다수 물
고기와 일치한다. 이 지역의 물고기에 포함된 지방산

유형은 뇌에 영양분을 공급하는 원천이었다. 물고기 지방이 우리 조상을 있게 한 식품 성분으로 추정된다. 지방은 뇌의 주성분이다.

적어도 우리 뇌의 60퍼센트는 지방으로 구성되어 있다. 그 지방의 1/3은 지방산이고, 이 책에서 다루어질 내용이다. 지방은 또한 인체의 모든 세포막의 주요 구성요소이다.

리프트 계곡의 물고기들은 상대적으로 짧은 기간 동안 우리 조상들의 뇌 용량이 3배가 되도록 중요한 영양분을 제공했다. 하지만 인체의 나머지 부분은 눈에 띄게 증가하지는 않았다. 특별히 주목할 것은 정신적 활동의 중심인 전두엽의 발달이다.

바닷물고기는 물속의 조류(藻類, algae)를 먹고 산다. 조류는 지능을 담당하는 뇌의 구조와 기능에 필요한 중요한 오메가-3 지방산를 함유하고 있다. 동부 아프리카의 우리 조상들이 물고기를 먹기 시작하자, 뇌가 급속하게 발달하기 시작했다. 발달된 지능을 가진 이들은 5천년 후에 세계 곳곳으로 퍼져나갔다.

이례적으로 흥미 있는 가설과 결과를 지지하는 연구는 Leigh Broadhurst, Stephen Cunae와 Michael

Crawford의 지도하에 미국, 캐나다와 영국 연구자 그룹이 실시했는데 인간 화석의 연구와 근대 유전학의 이용의 토대가 되었다.

지난 세기 동안에 인간 두뇌의 크기는 줄어들었고, 이것은 이 기간 물고기 섭취량이 급격하게 감소한 것과 깊이 관련되었을 수도 있다. 이것이 시사하는 바는 매우 크다. 이 책은 우리의 건강과 웰빙을 위해 오메가-3 결핍에 대한 최근 연구 결과들에 초점을 맞출 것이다.

우리 식단이 바다로부터 온 오메가-3를 충분히 포함하고 있다면 우리의 지능이 더 높아질 수 있는 반면, 지방산의 섭취 부족은 뇌 기능과 지능을 감소시킬 수 있다. 게다가 그것은 심혈관질환, 관절 및 피부 질환, 비만과 같은 만성적인 문제를 가져올 수 있다. 이것이 이 책에서 이야기하려고 하는 바이다.

다음 장에서는 오메가-3의 효능에 관한 지식을 어떻게 얻었는지에 대해 살펴보겠다.

2장

에스키모인으로부터 배운 것

1980년, 나는 덴마크 의사 Hans Olaf Bang을 만나 아주 흥미로운 이야기를 들었다. Hans는 고향친구이자 동료인 Jörn Dyerberg와 함께 그린란드에서 연구하는 동안 에스키모인에게는 심혈관질환이 아주 흔하지 않다는 것을 알게 되었다. 에스키모인은 지방이 많은 식사를 하고 있기 때문에 매우 놀라운 일이었다. 에스키모인의 식단에 오메가-3가 풍부한 유익한 지방이 함유되어 있다는 것이 이 수수께끼를 푸는 열쇠였다. 덴마크로 이주해 (스칸디나비아의) 서구화된 식사를 하고 있는 에스키모인들은 더 이상 심혈관질환으로부터 자유롭지 못했다. 그러므로 그린란드의 에스키모인이 심혈관질환의 빈도가 낮은 것은 유전학적 차이에서 온 것은 아닌 것으로 보인다. 두 덴마크 외과의사의 연구는 높이 평가받아야 마땅하며, 의학 및 생리학 분야의 노벨상을 탈 수 있는 연구에 필적할 만하다고 생각한다.

에스키모인은 식사를 통해 많은 오메가-3를 섭취하고 있으며, 이들에게는 심장병뿐만 아니라 관절 및 피부 질환도 매우 드물다. 이 세 가지 질병은 에스키모인보다 스칸디나비아인에게서 10배나 더 흔하다(〈그림 1〉참조). 이 질병들에 근본적으로 중요한 역학관계는 염증이다. 대부분의 유럽인, 미국인과 비교해 보면, 에스키모인이 심장병으로 인한 사망률이 낮다는 사실은 오메가-3 지방산으로 관심이 맞추어진다. 이 지방산은 에스키모인의 식단에 풍부하고, 그 함량은 유럽인과 미국인 식습관에서보다 20배 이상 더 높다.

세포 안의 지방산 구성은 인구집단 사이에서도 상당한 차이가 존재한다. 유럽과 미국에 사는 사람들의 세포에는 아라키돈산(arachidonic acid) 같은 오메가-6 지방산의 수치가 높고 에이코사펜타엔산(EPA) 같은 오메가-3 지방산 수치는 낮다. 아라키돈산과 EPA 비율은 약

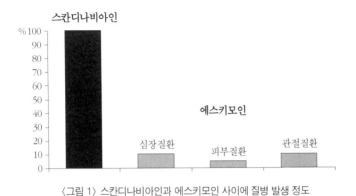

〈그림 1〉 스칸디나비아인과 에스키모인 사이에 질병 발생 정도

50이고 이들에게 심장병은 흔하게 발생한다.

　한편, 일본인은 비율이 10이고 심장병 발생률은 유럽인과 미국인에 비해 낮다. 그린란드 에스키모인은 심장병 발생률이 매우 낮으며 비율은 단지 1이다. 이러한 자료는 오메가-6 대 오메가-3 비율이 훨씬 더 낮아야 바람직하고, 유럽인과 미국인들은 현재보다 오메가-3 지방산을 더 많이 섭취해야 한다는 것을 나타내 준다.
　수년 전 덴마크 의사들은, 질병에 대항하기 위해서는 에스키모인과 같은 식습관을 갖는 것이 중요하다고 주장해 왔는데, 그것은 아직도 유효하다. 오메가-3 지방산이 얼마나 중요한지 명확하게 이해하기 위해서는 먼저 지방과 지방산에 대한 지식을 쌓아야 한다. 이 내용은 우리가 다음 장에서 다룰 것이다.

3장

지방과 지방산

지방은 우리 신체의 중요한 구성성분이다. 뇌의 60퍼센트는 지방으로 구성되어 있고 세포들은 지방으로 이루어진 세포막에 의해 둘러싸여 있다. 이 막에 오메가-3 지방산이 풍부하게 포함되어 있다면 세포들은 건강하고 행복할 것이다. 따라서 외부로부터의 자극에 적절하게 반응할 수 있도록 세포막이 유연하고 탄력 있는 상태를 유지하는 것은 매우 중요하다.

세포막이 뻣뻣하고 유연하지 않다면, 예컨대 인슐린과 같은 다른 호르몬으로부터 오는 자극에 적절하게 반응하지 못할 것이다. 결과적으로 인슐린에 대한 세포의 민감성은 감소하고, 혈당수치는 올라가며 결국 당뇨병에 이르게 된다. 세포막에 있는 포화지방산이 오메가-3 지방산으로 대체된다면, 인슐린에 대한 민감성은 증가하고 당뇨병의 위험은 감소한다. 마찬가지로 오메가-3 지방산은 다른 중요한 호르몬과 자극에 대해서도 세포의 민감성을 증가시킬 수 있다.

지방은 또한 우리 몸의 다양한 기관과 신경 조직에서 단열 재료로 사용된다. 게다가 지방은 필수 에너지원으로 사용되고 우리 몸의 많은 기능에 대하여 결정적 역할을 한다.

안타깝게도 우리는 지방을 과도하게 섭취한다. 육체적인 운동 부족과 결합하여 이것은 과체중 및 여러 후생과 만성 질병들과 같은 아주 잘 알려진 부정적인 효과들을 낳는다. 지방을 '과도하게 섭취'하는 것 말고도 우리는 '좋지 않은' 지방을 자주 먹는다. 포화지방이 포함된 버터, 마가린, 우유, 치즈와 고기 등을 지나치게 많이 섭취하고 반면 생선은 적게 먹는다.

많은 사람들이 알고 있는 것과 달리 모든 지방이 해로운 것은 아니다. 어떤 종류의 지방은 인체의 발달과 건강을 위해 절대적으로 필요하다. 역설적으로 그러한 지방들은 칼로리가 높을지라도 체지방의 연소를 증가시켜 체지방을 낮추어 과체중인 사람들에게 특별히 도움을 준다. 많은 사람들은, 서구인들을 강타하고 있는 과체중과 비만의 물결이 지난 20여 년간 진행되어 온 지방의 테러 때문이라고 믿고 있다.

이 때문에 탄수화물의 소비는 현저하게 증가했고, 반면 좋은 지방의 섭취는 감소했다. 이렇게 먹은 결과 체중이 줄기는커녕 오히려 늘어났고 여러 가지 비관적인 결과가 뒤따랐다. 탄수화물을 많이 먹은 결과 체내 인슐린의 분비가 증가하고 우리 몸에는 지방이 점점 축적되었다.

오메가-3 지방산을 함유하고 있는 생선을 통해 건강한 지방을 섭취하지 않으면서, 체내 지방은 덜 연소하고 결과적으로 체지방이 증가했다.

오늘날 대부분의 건강 문제들을 탄수화물 탓으로 돌리는데, 오메가-3 지방산을 적게 섭취하는 문제는 탄수화물을 더 많이 섭취하는 것만큼이나 심각하다.

그러나 물론 어떤 형태의 지방은 해로울 수 있다. 그것은 반론의 여지가 없다. 포화지방을 많이 함유한 전유(全乳, whole milk), 지방이 많은 치즈, 지방이 지나치게 보존 처리된 고기와 식료품에는 많은 양의 포화지방이 포함되어 있다. 그것은 케이크와 디저트에 함유되어 있는 경화유의 나쁜 콜레스테롤(LDL)만큼 체지방을 증가시킨다.

지방산은 지방의 중요한 구성요소로 인체 모든 세포의 벽을 이루고 있다. 지방산은 다른 길이의 탄소 사슬로 연결되어 있으며, 포화지방산과 불포화지방산으로 구분된다. 불포화지방산은 1개 또는 더 많은 이중결합을 포함한다. 이중결합은 2개의 인접한 탄소원자가 각각 1개의 수소원자를 잃어 단일결합보다 이중결합으로 서로 결합한다.

거기에는 두 종류의 다중 불포화지방산인 오메가-3와 오메가-6가 존재한다(〈그림 2〉 참조). 2가지 모두 생명에 필수적인 요소이며, 인체에서 생산할 수 없고 음식을 통해서만 공급되기에 비타민으로 간주된다. 오메가-3 지방산은 세 번째 탄소에 첫 이중결합이 있고 오메가-6 지방산은 여섯 번째 탄소에 이중결합이 있다.(〈그림 3〉)

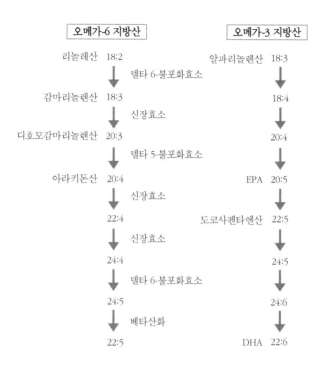

<그림 2> 분자의 연장으로 인한 오메가-6와 오메가-3의 종합 및 이중결합 소개

오메가-3 지방산의 예들은 EPA(eicosapentaenoic acid, 20:5)와 DHA(docosahexaenoic acid, 22:6)이다. 이때 숫자 20과 22는 탄소원자의 수를, 숫자 5와 6은 이중결합의 수를 나타낸다.

이중결합의 수와 위치는 지방산의 기능을 알기 위해

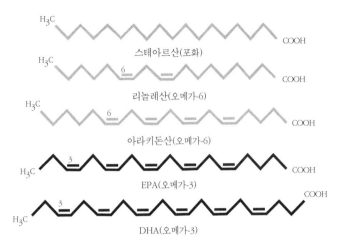

〈그림 3〉 지방산 구조

매우 중요하다. EPA와 DHA처럼 이중결합의 수가 많으면 지방산이 매우 강력할 뿐만 아니라 산패에도 매우 민감하다.

포화지방산은 육지 동물의 지방에 많다. 다중 불포화 지방산은 식물과 육류(오메가-6) 그리고 기름진 생선(오메가-3)에 존재한다.

지방 섭취의 식습관은 지난 세기 동안 주목할 만하게 변화되어 왔다. 현재 오메가-6 지방산을 포함한 포화지방과 식물성 기름은 과도하게 섭취하는 반면, 물고기

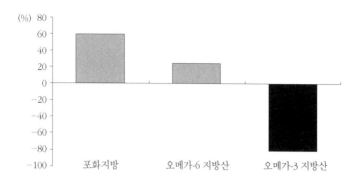

〈그림 4〉 80년간 지방 섭취의 변화

지방산인 오메가-3의 섭취는 지난 80년 동안 80퍼센트 까지 감소했다(〈그림 4〉 참조). 과거에는 일주일 내내 생선을 즐겨 먹어서, 스웨덴 농장의 인부들 가운데 일부는 고용계약서에 제발 연어를 일주일에 5일 이상 주지 말 것을 별도로 명기해 달라고 요청했을 정도였다.

오늘날 우리들이 생선을 너무 적게 섭취한 나머지 대부분의 세포들은 오메가-3의 결핍을 겪고 있다. 이것은 생리학적으로 매우 중요한 변화인데, 심혈관질환의 증가나 그 밖의 다른 여러 가지 질환의 발생과 연관이 있을 수 있다. 우리 몸이 필요로 하는 물고기 지방산을 채우기 위해서는 매일 고등어, 청어 또는 연어와 같은 기름진 생선을 100그램씩 먹어야 한다.

　일반적으로 포화지방과 오메가-6 지방산은 건강하지 않은 지방산으로, 오메가-3는 건강한 지방산으로 구분한다. 그러나 인체는 모든 종류의 지방을 필요로 한다. 다만 우리가 섭취하는 지방의 양이 문제라는 점을 지적하고 싶다. 최근 현대인은 포화지방산과 오메가-6를 지나치게 많이 섭취하고 오메가-3는 너무 적게 섭취하고 있다.

　또한 우리는 달맞이꽃 종자유에서 발견된 오메가-6인 감마리놀렌산(GLA)도 매우 적게 섭취하고 있다. GLA는 염증을 유발할 수 있는 다른 오메가-6와 달리 염증을 억제하는 효과가 있다. GLA는 디호모감마리놀렌산(DGLA)으로 전환되는데, 이는 차례로 유익한 호르몬으로 전환된다.

　오메가-3 가운데 물고기 지방산, 주로 EPA와 DHA는 효과가 확실하지만, 아마씨처럼 식물성 기름에서 발견되는 오메가-3인 알파리놀렌산의 효과는 의심할 여지가 있다.

　또 1가지 오메가-3 지방산 종류가 남아 있다. 이중결합이 하나 있는 지방산(단가 불포화지방산)을 포함하는 유형인데, 오메가-9 지방산이다. 아홉 번째에 이중결합을 가진 흥미로운 지방산은 올레산이다. 이것은 요리에 사용하기 적합한 채종유(카놀라유)와 올리브유에서 발견된다.

채종유는 올리브유만큼 건강에 좋다. 포화지방산 정도가 더 낮은 채종유는 흥미로운 항산화물질을 포함하고 있다. 올리브유와 채종유는 다른 식물성 기름보다 안정적인데, 인체 안팎에서 쉽게 산패되지 않는다. 산화에 민감한 다중 불포화지방산의 함량이 비교적 적고 항산화물질을 다량 함유하고 있기 때문이다. 어린이용 어유 조제에는 채종유를 첨가하기도 하는데 채종유가 세포 내에서 EPA와 DHA 흡수를 돕기 때문이다.

그럼에도 불구하고 채종유가 어유를 대신할 수 있다고 때때로 주장되어 온 것과는 달리, 채종유는 어떤 방법으로도 어유를 대신할 수는 없다. 채종유와 어유는 구조와 효능 면에서 아주 다른 지방이다. 채종유에서 알파리놀렌산 형태로 발견된 작은 양의 오메가-3는, 효능 면에서 어유의 EPA와 DHA의 양과는 절대 비교할 수 없다.

천연 어유에서 발견된 또 다른 아주 흥미로운 단일

불포화지방산 가운데 하나는 F-지방산이다. 이것은 농축되고 화학적으로 변형된 어유에서는 줄어든다. F-지방산은 유지(油脂)의 안정성에서 중요한 역할을 한다.

다음 장에서 오메가-3의 매혹적인 효과를 설명하는 메커니즘 가운데 1가지를 알아보도록 하자.

4장

해저 어류로부터 배운 것

오메가-3의 탁월한 효과에 대하여 2가지 간단한 설명이 있다. 하나는 이 장에서 다룰 내용으로 우리가 대양 심해어류로부터 알게 된 것이다.

과거에는 대양 심해어류가 아주 차가운 물속에서 어떻게 생존할 수 있는지 설명하기가 어려웠다. 인간은 차가운 물속에서는 몸이 금방 뻣뻣해져서 오랫동안 버틸 수 없기 때문이다.

그런데 우리는 오메가-3를 발견하고 나서 물고기가 아주 추운 물속에서도 유연하게 지낼 수 있다는 걸 알게 되었다. 그것은 물고기들의 조직에 오메가-3 지방산이 많이 함유되어 있기 때문이다. 조직에 다량의 오메가-3 지방산을 포함하고 있지 않았다면, 물고기는 뻣뻣해져 추운 물에서 살아갈 수 없었을 것이다. 오메가-3 지방산은 인체 세포를 유연하고 탄력 있게 유지하고, 관절의 유연성, 피부와 혈관의 탄성을 유지하는 데에 도움을 준다. 그러한 유연하고 탄력 있는 세포와 조직들은 젊음의 신호라고 할 수 있다.

오메가-3 지방산은 세포막의 중요한 구성 성분이고 가소성(可塑性, 유동성)과 같은 세포의 생리적 특성을 결정한다.

이것은 주로 지방산의 구조에 의존한다. 포화지방산은 구조가 곧은 반면, EPA와 DHA 같은 오메가-3 지방산은 많은 이중결합 때문에 현저하게 굽어 있다(〈그림 5〉 참조). 포화지방산은 〈그림 5〉의 왼쪽과 같이 보이는 반면 오메가-3 지방산은 〈그림 5〉의 오른쪽과 같이 보인다. 포화지방산 즉, 곧은 지방산은 세포막에서 밀접하게 함께 묶여져 뻣뻣한 반면, EPA와 DHA와 같은 불포화지방산, 즉 굽은 지방산은 구조상 그렇게 근접하여 묶여질 수 없다. 더 많은 공간을 필요로 하기 때문에 세포막은 유연하고 덜 뻣뻣하다(〈그림 6〉 참조).

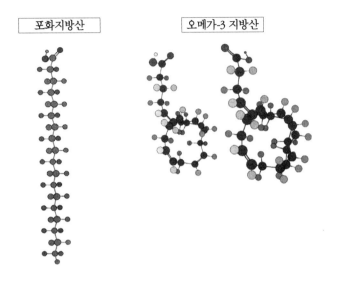

포화지방산 　　　　오메가-3 지방산

〈그림 5〉 포화지방산은 직선 구조인 반면,
EPA와 DHA 같은 오메가-3 지방산은 현저하게 굽어 있다.

　〈그림 5〉와 〈그림 6〉에서 세포막에 있는 동일 부위에서 포화지방산보다 오메가-3 지방산을 위한 공간이 상당히 적다는 것을 볼 수 있다. 이것이 포화지방산이 많은 세포막은 경직되는 반면, 오메가-3 지방산이 많은 세포막은 유연하고 탄력이 있는 이유이다. 이것은 오메가-3 지방산의 효과 뒤에 숨어 있는 중요한 메커니즘이다.

　'높은 유동성'이라고 부르는 세포막의 이러한 유연성

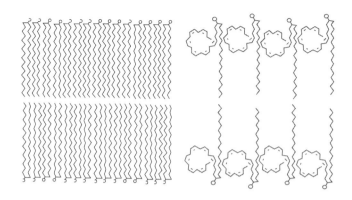

〈그림 6〉 포화지방산은 뻣뻣한 세포막 내에서 밀접하게 묶여 있고,
EPA와 DHA 같은 굽은 지방산은 세포막을 더 유연하게 한다.

과 탄력성은 세포의 기능을 위해서뿐만 아니라 피부와 혈관과 같은 전체 기관들의 유연성과 탄력성을 위해서도 매우 중요하다. 동맥경화를 앓고 있는 노인들의 경우, 오메가-3를 함유한 어유를 섭취한 뒤에 예를 들면 혈압이 개선된 효과가 있었다.

오메가-3를 섭취한 후 세포막의 탄력성이 향상된 것은 예컨대 효소 활성과 수용체의 기능, 세포막의 이온 투과성 등 세포막의 다양한 공정에도 매우 중요하다.

다음 장에서는 오메가-3의 흥미 있는 효과 뒤에 있는 또 다른 주요 메커니즘을 설명할 것이다.

5장
오메가-3는 유익한 호르몬들의 원천

오메가-3 지방산은 '에이코사노이드'라 불리는 유익한 호르몬들의 원천으로도 기능한다.

에이코사노이드는 20을 뜻하는 그리스어 '에이코사(eicosa)'에서 왔다. 에이코사노이드는 아라키돈산, 디호모감마리놀렌산 또는 EPA 같은 탄소원자 20개로 된 지방산에 의해 생성된다(〈그림 7〉 참조).

리놀레산은 옥수수유와 해바라기유 같은 식물성 기름에서 발견되는 흔한 오메가-6 지방산으로, 인간과 동물의 몸에서 아라키돈산으로 변환된다. 게다가 육류로부터도 아라키돈산을 얻을 수 있는데, 이 경우 소는 이

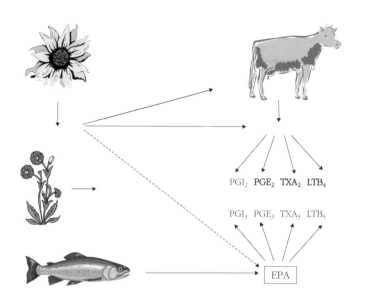

〈그림 7〉 다른 지방산과 유익한 에이코사노이드 및
덜 유익한 에이코사노이드(굵은 글자) 간의 연결

미 리놀렌산을 아라키돈산으로 변환하고 있다(〈그림
7〉).

아라키돈산은 에이코사노이드 프로스타글란딘
(PGE₂), 트롬복산(TxA₂), 류코트리엔(LTB₄)으로 변환된
다. 높은 수준의 이러한 에이코사노이드들은 다양한 질
병을 초래할 수 있다. 프로스타글란딘(PGE₂)은 면역체
계를 손상시킨다. 트롬복산(TxA₂)은 혈소판의 집합체

이고 동맥의 응고와 수축, 그리고 불규칙한 심장박동을 촉진한다. 류코트리엔(LTB$_4$)은 염증을 유발한다. 아라키돈산이 세포에서 오메가-3 지방산인 EPA로 대체될 때, 호르몬인 프로스타글란딘, 트롬복산, 류코트리엔이 대신 형성된다. 이 에이코사노이드들은 많은 신체적 기능에 유익한 효과를 준다.

에이코사노이드에 더 유익한 효과를 제공하는 것은 한 개의 이중결합의 추가이다. 게다가 오메가-3 지방산은 좀 더 유용한 호르몬들을 생기게 하는 작용을 통해 세포막을 더 유연하게 만든다. 이런 변화가 인체의 모든 세포에서 일어난다는 사실은 오메가-3 지방산이 심장, 혈관, 관절, 피부와 같은 다른 기관들에 영향을 줄 수 있다는 이유를 설명한다.

저명한 연구자인 찰스 세르한(Charles Serhan)과 연구그룹은, 최근 EPA와 DHA에 의해 생산된 몇 가지 새로운 항염물질을 발견하였다. 찰스 세르한은 내가 1년간 초빙교수로 근무하던 보스턴 하버드 의과대학의 마취학부에서 연구를 수행하였다. 그는 이 새로운 물질들을 리졸빈(resolvin), 프로텍틴(protectin), 그리고 도코사트리엔(docosatriene)으로 명명했다. 이러한 물질들은 EPA에서만 생성되는 에이코사노이드와 달리 EPA뿐만 아니라 DHA에서도 생성된다는 것을 밝혀냈다. 또한 일반 소염제에서 발견되는 아세틸살리실산(acetylsalicylic 酸, 아스피린)이 이러한 천연 물질의 생성을 증가시킨다는 것도 흥미롭다.

리졸빈에는 두 개의 다른 형태, 즉 EPA에서 생성되는 리졸빈 E와 DHA가 원천인 리졸빈 D가 있다. 도코사트리엔 또한 DHA에서 생성되는데 이는 뉴로프로텍틴(neuroprotectin)이라 불리는 특정 프로텍틴과 비슷하다. 이것들은 뇌에서 발견되는데, 알츠하이머로부터 뇌를 지키는 역할을 한다. 이처럼 찰스 세르한의 연구는, DHA가 어유의 중요한 구성성분이라는 우리의 입장을 지지하고 있다.

6장
오메가-3는 심혈관질환으로부터 인체를 지킨다

보고된 오메가-3 효능 가운데 가장 이로운 효능은 심혈관질환으로부터 인체를 지킨다는 것이다. 6장에서는 이러한 것에 대한 몇 가지 예를 설명하겠다.

심장 동맥에 영향을 주는 죽상동맥경화증(아테롬성 동맥경화증)은, 심장 문제와 심장사를 설명하는 주요 메커니즘이다. 우리는 연구 중에, 심혈관질환을 앓는 사람들의 동맥에서 변형된 지방산 형태를 발견하였다. 죽상동맥경화증을 앓고 있는 사람들의 혈관벽에서는 오메가-3의 농도가 현저하게 줄어들었다. 오메가-3가 결핍되면 이와 같은 질병에 노출될 수 있다는 것을 보여준다.

그러므로 죽상동맥경화증에 오메가-3를 함유한 어유의 보충 효과를 조사하는 것은 합리적이다. 최근 이와 관련한 연구들이 진행되었다. 이 연구들은 오메가-3가 몇몇 다른 메커니즘에 의해 죽상동맥경화증의 발전을 막을 수 있다는 것을 보여주고 있다. 오메가-3는 LDL(low-density lipoprotein, 저밀도 지질 단백질) 구조를 바꾸어 크기를 키우고 밀도를 줄인다(〈그림 8〉). 이렇게 커진 입자는, 혈관벽을 뚫고 침투하여 죽상동맥경화증을 유발할 가능성이 적다. LDL 입자 크기에 미치는 오메가-3의 영향은, 의사를 방문할 때 측정하는 혈중 콜레스테롤 농도의 영향보다 더 중요하다고 간주된다.

LDL 입자에 미치는 오메가-3의 영향, 다시 말해 위험성을 낮추는 효능은 체중을 감소시키고 신체 활동을 늘

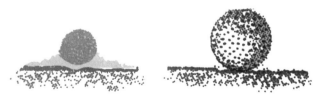

〈그림 8〉 어유 섭취 후 LDL 입자는 커지고
죽상동맥경화증 유발 가능성이 낮아짐

리고 단순 탄수화물 섭취를 줄이면서 더욱 커진다. 이에 더하여 유전적으로 차이가 있는 것으로 보인다. 예를 들어 오메가-3는 아포(apolipoprotein, 지방 성분과 결합하여 리포단백질을 형성하는 단백질 성분) E_3 유전자를 가진 사람들에게서보다 아포 E_2와 아포 E_4를 가진 사람들에게서 LDL 입자에 대해 더 나은 효과를 가진다.

불행하게도 LDL 입자 크기는 우리가 의사를 방문할 때 측정할 수 없다. 하지만 오메가-3를 섭취한 후 LDL 입자의 구조 변화를 측정하는 간접적인 방식은, 혈액의 중성지방(blood fat triglycerides)과 HDL(high-density lipoprotein, 고밀도 지질 단백질) 사이의 비율을 측정하는 것이다. 이러한 비율의 감소는 LDL 입자 크기가 증가하는 것을 의미하고, 이것은 유익한 변화인데, 어유 섭취를 시작한 사람들에게서 관찰되는 현상이다.

중성지방/HDL 비율은, 총콜레스테롤/HDL 비율이나 LDL/HDL 비율보다 심근경색에 대한 더 강력한 예측 신호로 고려된다. 한 연구는, 높은 중성지방/HDL 비율은 낮은 비율보다 16배나 더 위험하다고 발표했고, 작고 조밀한 LDL 입자(B 형태)와 관련하여 죽상동맥경화증을 더 많이 유발시키는 경향이 있음을 보여주었다.

LDL 입자의 크기에 대하여 견해를 밝힐 수 있는 다른 비율은 지질단백질 아포(아포: 복합 단백질의 단백질 부분을 표현하는 연결형 접두어. 화합물에서 생성 내지 관계를 나타내는 접두어-옮긴이) B와 아포 A-1 사이의 비율이다. 아포 B는 LDL 입자에서 발견되고 아포 A-1은 HDL 입자에서 발견된다. 오메가-3를 섭취하면 아포 B/아포 A-1 비율이 감소하는데, 이것은 B 형태의 위험한 LDL 입자의 양을 낮추어 심혈관질환의 위험을 감소시킨다는 의미이다. 아포 B와 아포 A-1 수치는 오늘날 많은 병원에서 확인할 수 있는데, 병원에서는 때때로 콜레스테롤 측정치로 대신한다. 아포 B/아포 A-1 비율은, 일반적인 콜레스테롤 실험보다 위험한 LDL 입자의 양에 대하여 더 나은 견해를 제공한다.

오메가-3의 다른 효과는 에이코사노이드 패턴을 개선하는 것인데, 이것은 혈관벽에서 혈전과 염증을 감소시킨다. 안정된 천연 어유는 동맥경화증의 진행에 중요하다고 고려되는 유전된 혈액인자인 지질단백질을 감소시킬 수 있다는 것을 보여줘 왔다.

더 나아가 오메가-3 지방산 EPA가 대식세포에 유익한 영향을 주는데, 이것은 죽상동맥경화증과 특히 병든

혈관의 내복조직 파열 발현과 관련한 세포이다. 그러한 파열은 혈관에서 혈전이 발생하는 데 주요한 원인이 되고 심근경색이나 돌연심장사로 이어지게 만든다. 오메가-3를 섭취하면 이러한 파열 위험을 줄여준다. 이는 프랭크 시스(Frank Thies)와 영국 동료들에 의해 수행한 흥미 있는 연구에서도 드러난다.

일산화질소는 중요한 혈관완화제인데, 안정된 천연 어유를 섭취하면 일산화질소의 양이 증가한다. 우리 그룹에서 수행한 연구에서, 1991년에 이미 오메가-3가 혈관완화제 에이코사노이드인 프로스타사이클린(prostacycline, PGI$_2$)뿐만 아니라 일산화질소를 방출한다는 것을 보여주었다. 그 연구는 나의 PhD 학생인 Dan Lawson이 쓴, 당시에 상당한 흥미를 끌었던 박사학위 논문 일부였다.

그 효과는 활성산소 총량이 감소된 결과, 일산화질소의 파괴가 줄어드는 데 부분적으로 기인한다. 활성산소 감소 대신 증가를 만들어내는 불안정한 어유는, 혈관을 완화하는 일산화질소 효과를 저해할 수 있다. 안정된 어유를 섭취한 뒤에 일산화질소 양이 증가하는 것은, 다른 영역에서도 효과가 있다는 것을 보여준다. 일산화질소가 발기 문제에 효과가 있는 것으로 알려져 있기 때문인데, 이것은 비아그라가 효과를 나타내는 것과 동일한 구조이다.

〈그림 9〉는 안정된 천연 어유가 불규칙한 심장박동, 부정맥을 예방할 수 있다는 것을 보여주는데, 이것은 오메가-3 지방산이 심장에 직접 작용한 것으로 보이는 효과이다. 이것은 돌연심장사를 예방하는 데 있어서 생선의 효과를 보여주는 근본적인 주요 메커니즘이다.

부정맥은 트롬복산에 의해 일어날 수 있으나 프로스타사이클린에 의해 예방될 수 있다. 심장에 있는 트롬복산의 양은 우리가 수행한 연구에서 어유를 섭취한 후에는 현저하게 줄어들었다. 오메가-3를 섭취한 후 프로

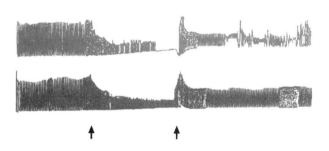

〈그림 9〉 산소 결핍으로 인한 불규칙한 심장 박동(낮은 부분)이 안정된 천연 어유 섭취 후 줄어들었다. 화살표는 산소 결핍의 시작과 종료를 가리킨다.

스타사이클린/트롬복산 비율은, 불규칙한 심장박동과 돌연심장사에 대한 오메가-3의 예방적인 효과를 보여주는 중요한 효능으로 보인다.

매일 지방이 많은 생선이나 천연 어유 캡슐 3개를 섭취하면, 이전에 심근경색을 앓았던 성인 남자 2,000명에게서 2년 뒤 총사망률과 심장병 사망률이 29퍼센트 감소되었음을 발견되었다. 이 효과는 부정맥으로부터 돌연심장사가 감소된 결과일 수도 있다. 다른 연구에서는, 천연 어유 1캡슐에 상당하는 오메가-3 지방산을 매일 소량 섭취하면 돌연심장사를 50퍼센트나 줄일 수 있다는 결과를 보여주었다. 심근경색에서 회복된 12,000명의 환자들을 3년 6개월간 관찰한 연구는, 오메가-3를 매일 1그램씩 섭취하면 전체 사망자 수의 15퍼센트를 줄일 수 있고 돌연심장 사망자 수의 45퍼센트를 줄일 수 있다고 보고했다.

이미 언급한 바와 같이, 돌연심장사로 사망한 사람들의 심장에는 다른 사람들보다 오메가-3의 수치가 낮다는 사실을 발견하였다. 그것은 심장박동이 불규칙하게 뛰어 생명을 위협하는 심방세동(心房細動, ventricular fibrillation)이 발생할 가능성을 높여준다는 것을 알려준다.

돌연심장사는 종종 중년기에 일어나는데, 대부분은 자신의 건강이 위험하다는 생각을 전혀 하지 못한다. 이것은 서구에서 가장 흔한 사망의 원인이고, 매분 다수 발생하고 있다. 돌연심장사가 이렇게 흔한 이유 중 1가지는, 지난 세기에 우리가 오메가-3의 섭취를 급격하게 줄였다는 것에서 찾을 수 있다.

일찍이 외과의사들은, 콜레스테롤 수치가 높은 사람들이 돌연심장사를 일으킬 위험에 있다고 생각했다. 나중에 일정 기간 동안 C-반응 단백질(CRP, C-creative protein)이라는 혈중 염증인자가 증가한, 인체에 존재하는 만성적인 낮은 수준의 염증이 가장 중요한 위험요인이라고 믿어진다.

그러나 가장 최근에 수행한 연구 결과는, 오메가-3의 결핍이 돌연심장사에 더 위험한 요인이라는 것을 보여준다. 22,000명의 내과의사들이 17년간 추적한 미국의 대형 조사에 근거하면, 혈중 오메가-3 수치가 높은 사람들은 오메가-3 수치가 낮은 사람들보다 돌연심장사에 위험이 90퍼센트 낮아진다. 오메가-3 수치가 낮아서 생긴 위험요인은 콜레스테롤과 CRP보다 더 중요하다는 결론을 얻었다.

그러므로 지방산의 혈중 수치를 결정하는 것은 대단히 가치가 있는 일이다. 약사 Rowa Jabbar와 나는 그러한 측정에 대한 방법을 세우고 시험하였다. 손가락 끝에서 혈액 한 방울 이상을 채취하여 유기화합물 혼합체 분석법(gas chromatography)으로 혈액 내 지방산 수치를 확인하였다. 일찍이 혈장이나 적혈구에 그러한 분석들이 수행되었는데 분석과정에서 더 많은 단계를 요구하는 시간이 많이 소요되는 기술이었다.

혈중지질농도의 증가로 인해 6년간 안정된 천연 어유를 매일 5밀리미터씩 섭취한 36명과 어유를 섭취하지 않은 18명의 대상자로부터 혈액을 채취하여 분석하였다. 두 그룹 간 가장 큰 차이를 보여준 지방산 비율(지수)은 EPA와 아라키돈산을 퍼센트로 표현한 것이었다.

이 비율은 사람들 사이에 5에서 118까지 다양하였다. 지수가 높으면 돌연심장사 위험이 낮고, 지수가 낮으면 위험이 증가한다. 14,000명의 환자를 대상으로 한 조사에서, 지수 50 이하의 사람들은 심장사를 예방하기 위해 오메가-3 섭취량을 늘려야 한다는 결론을 얻었다. 보충재로서 어유를 먹지 않은 사람들 가운데 몇몇만이 지수 50에 이르렀는데, 이것은 그들에게 오메가-3가 결핍되었다는 것을 가리킨다.

오메가-3를 포함한 어유를 정기적으로 섭취하면, 스웨덴(인구 9백만 명)에서는 매년 6,000명에 이르는 인구의 사망을 예방할 수 있다고 결론지었다.

또 다른 아주 중요한 최근의 연구는 오메가-3가 콜레스테롤을 낮추는 약물보다 심장사를 예방하는 데 더 효과적이라고 밝혔다. 이 연구는 276,000명으로 구성된 97개의 다른 조사들에 근거한 것이다. 스타틴(statin, 콜레스테롤 저하제), 파이브레이트(fibrates), 수지(樹脂, resin)와 니코틴산 등 콜레스테롤을 낮추는 다양한 약물들이 오메가-3와 비교되었다.

전체 사망자 수에 대하여, 오메가-3는 사망자 수를 23퍼센트나 줄이는 효과를 거둔 반면, 스타틴은 단지 사망률을 13퍼센트만 줄였다. 전 세계에서 스타틴의 판매량은 엄청나다. 콜레스테롤을 낮추는 다른 약물은 특별한 효과가 없었다. 심혈관질환 사망에 관해서 살펴보면, 스타틴을 복용한 뒤에는 23퍼센트가 감소한 반면, 오메가-3를 섭취한 뒤에는 32퍼센트가 감소했다.

오메가-3가 스타틴보다 더 좋은 효과를 보이는 이유

는, 그것이 혈중지질농도에 작용하는 것 외에 다른 긍정적인 효과를 갖기 때문일 것이다.

예를 들면 이미 언급하였던 것처럼, 스웨덴과 미국에서 우리 연구 그룹이 수행한 학술연구를 보면, 안정된 천연 어유는 불규칙한 심장박동(심방세동)을 예방한다고 했는데, 불규칙한 심장박동은 돌연심장사의 가장 흔한 원인이다. 거기에 안정된 천연 어유는 혈전이 발생하는 것을 예방한다.

혈액단백질인 피브리노겐(fibrinogen)은 심혈관질환을 일으키는 또 다른 심각한 위험 인자이다. 피브리노겐은 혈전의 주요 요소인 섬유소로 변환하고, 높은 수치의 혈중 피브리노겐은 죽상동맥경화증의 위험성과 혈전증(thrombosis)을 일으킬 가능성을 증가시킨다. 우리 연구는, 어유 섭취가 혈중 피브리노겐 수치를 감소시킨다는 것을 증명했는데, 오메가-3는 이런 효과를 지닌 소수 물질 중의 하나임을 보여준 것이다.

백혈구의 활성화는 심장질환의 근원이 되는 중요한 메커니즘이다. 그러므로 백혈구의 활성화를 예방하는 물질은 심혈관질환 예방에 중요하다. 한 조사에서, 안정된 천연 어유가 백혈구의 활성화를 예방하였고, 또 다른 연구에서는 어유 섭취 후에 백혈구에서 세포를 파괴하는 자유기(유리기) 방출이 감소했다는 것을 관찰하였다.

한편, 심장경련(협심증, angina pectoris)을 일으킨 환자들에 관한 연구에서 어유의 섭취가 부정적인 영향을 미친다고 보고하였는데, 이것은 실험에 사용된 (어유) 조제물질의 안정성이 낮아서일 수도 있다.

다음 장에서는 혈중지질농도, 혈액순환, 혈압, 그리고 혈관의 탄력성에 미치는 오메가-3의 효과에 대하여 이야기할 것이다.

7장

오메가-3는 혈중지질농도, 혈액순환, 혈압, 그리고 혈관의 탄력성을 개선한다

안정된 어유는 우리 연구에서 3가지 혈중지질농도에 유익한 효과를 준다는 것을 보여주었다. 3가지 혈중지질농도, 즉 콜레스테롤, 중성지방, 지질단백질 등은 죽상동맥경화증과 심혈관질환에 아주 중요한 지표이다.

'일반적인 어유'는 관상동맥질환의 주 위험인자인 나쁜 콜레스테롤(저밀도지단백, LDL)에 영향을 주지 않고, '안정된 어유'는 몇몇 연구에서 LDL 콜레스테롤을 감소시킨다. 좋은 콜레스테롤(고밀도지단백, HDL)은 위 2가지 형태의 어유를 섭취한 후 증가되는데, 안정된 어유는 HDL을 더 많이 증가시켰다.

HDL 콜레스테롤은 콜레스테롤 경찰로서 행동하고 LDL 콜레스테롤을 관리하고 제거한다. HDL 콜레스테롤은 바람이 빠져 쭈그러진 축구공같이 보이는데 LDL 콜레스테롤을 잡는 특별한 주머니가 달려 있다. HDL 콜레스테롤은 혈중 LDL 콜레스테롤을 돌보고 간으로 보낸다. 간은 LDL 콜레스테롤을 유해하지 않게 만든다.

나쁜 LDL 콜레스테롤에 대한 오메가-3의 가장 흥미로운 효과는 이것이다. 오메가-3는 크기가 작고 밀도가 높고 위험한 LDL 입자들을 크기가 크고 밀도가 낮고 덜 위험한 입자들로 변환시킨다. 작은 LDL 입자들은 혈액 순환 과정에서 더 느릿느릿 사라지는 바람에 산화 경향을 증가시켜 세포 손상을 일으킨다. 또한 혈관벽에 더 쉽게 쌓이고 손상을 일으킨다. 흥미롭게도 콜레스테롤을 낮추는 스타틴 계열 약물들은 LDL 입자를 개선하는 데 긍정적 효과를 가져오지 못하는 듯하다.

심근경색으로 고통받는 환자들은 종종 혈중 중성지방 수치가 높은데, 이것은 특별히 여성은 물론 남성에게도 심혈관질환을 일으키는 원인이 된다. 안정된 어유는 혈중 중성지방 수치를 현저하게 감소시킨다. 안정된 어유보다 중성지방을 감소시키는 데 더 효과적인 물질

은 거의 없다(이 책이 출간된 연도인 2006년 이후 중성지

방을 효과적으로 감소시키는 약이 나와 있고 처방되고 있

다─옮긴이).

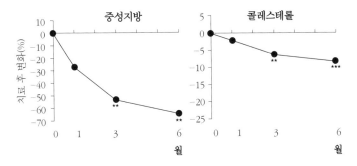

〈그림 10〉 혈중 중성지방과 총콜레스테롤에 안정된 천연 어유로
6개월간 식이요법 후의 효과

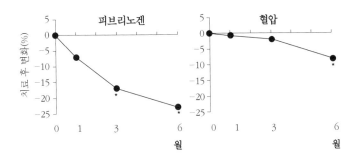

〈그림 11〉 혈액 및 확장기혈압의 피브리노겐에 안정된 천연 어유로
6개월간 식이요법 후의 효과

오메가-3의 효과는 치료기간의 길이에 따라 더 두드러지는 것으로 보인다. 그래서 중성지방, 총콜레스테롤, 피브리노겐 및 혈압의 감소는 안정된 어유를 1~3개월 섭취한 후보다 6개월간 복용한 후에 더 크게 나타난다(〈그림 10〉, 〈그림 11〉).

중성지방과 LDL 콜레스테롤은, 어유 섭취와 동시에 운동을 할 경우 더 빠르게 감소하는 것으로 관찰되었다. 이것은 근육 내에서 특별한 효소의 활성이 증가하기 때문인 것으로 볼 수 있는데, 이 효소 지질단백질은 콜레스테롤뿐만 아니라 중성지방도 분해해 버릴 수 있다. 우유와 식육가공품의 포화지방 섭취를 동시에 줄인 사람들은 보통 LDL 콜레스테롤이 더 빠르게 감소한 반면, 탄수화물 섭취를 줄인 사람들은 중성지방을 더 빠르게 감소시킬 수 있었다. 게다가 유전적 차이도 그 역할을 할 수 있다. 콜레스테롤에 대해 아포 E_3 유전자를 가진 사람은 아포 E_4 또는 아포 E_2 유전자를 가진 사람보다 오메가-3가 증가하는 데 더 유리한 것으로 보인다.

지질단백질(a)은 심혈관질환을 일으킬 위험 인자이다. LDL 콜레스테롤과 플라스미노겐과 구조적으로 유사한 것이 지질단백질인데 섬유소 용해(혈전 용해) 과정에서 중요한 역할을 한다. 지질단백질(a)이 혈전에서 플라스미노겐을 교체하였을 때 심근경색이 일어날 위험이 현저하게 증가하였다. 관찰 결과, 지질단백질(a)은 어유를 섭취한 후 감소되었다.

오메가-3를 함유한 어유를 섭취한 많은 연구대상자들은 다리와 손가락에서 혈액순환이 개선되었다고 보고했는데, 그 결과 전보다 더 먼 거리를 걸을 수 있었다. 겨울에도 저녁마다 동상에 시달리지 않고 걷는 동안에도 백랍병(白蠟病, white finger disease)으로 고통받는 경우도 줄어들었다.

이것은 부분적으로 혈관 탄성이 개선되었기 때문이다. 또한 크로스컨트리 스키선수와 같은 운동선수들 역시 오메가-3를 섭취하고 나서 운동능력이 증가하는 것을 경험하였는데, 이것 역시 혈액순환이 개선되었기 때문이다. 오메가-3는 운동 후 생성된 젖산의 분해를 촉진하여 지친 근육을 회복시키는 시간을 단축했다.

혈액순환에 대한 어유의 효과를 지속하는 또 다른 중요한 구조는 에이코사노이드 유형에 긍정적인 영향을 미친다는 것이다. 다른 조사에서는 피험자들이 안정된 천연 어유를 섭취한 후, 유익하지 않은 에이코사노이드인 트롬복산 A$_2$(혈소판끼리 뭉치게 함)와 류코트리엔 B$_4$(leukotriene B$_4$, 염증유발물질)를 감소시켰으나, 유익한 에이코사노이드인 프로스타사이클린(프로스타글란딘, prostacyclin)은 증가시켰다. 이러한 결과는 혈액 순환을 개선한다는 의미이다.

혈압은 심장이 혈액을 몸 전체로 뿜어 내보낼 때 동맥 내벽에 가해지는 힘의 양이다. 압력은 내보낸 혈액의 양과 힘, 그리고 동맥의 유연성으로 결정된다. 높은 숫자(최고 혈압, 수축기 혈압)는 심장이 수축하여 혈액을 몸 전체로 내보내는 동안의 압력을 의미한다. 낮은 숫자(최소 혈입, 확장기 혈압)는 심장이 심장박동 사이에 근육이 풀릴 때의 압력을 나타낸다. 오메가-3는 서서히 혈압이 증가하는 환자에게 특히 이로운데, 고혈압을 막는 소량의 약물과 함께 먹으면 특히 그렇다. 어유를 추가하여 섭취하면, 고혈압 약의 복용을 줄일 수 있고 이것은 약물의 부작용 위험이 줄어든다는 걸 의미한다.

오메가-3는 이러한 약의 유익하지 않은 효과들[혈중 지질농도(blood lipids) 같은]에 대항한다. 10밀리리터의 천연 어유는, 고혈압에 사용된 약물(베타차단제)인 80밀리리터의 프로프라놀롤(propranolol)과 동일한 효과를 갖는다는 게 확인되었다. 이 둘을 함께 조합하였을 때 혈압은 더 낮아졌다. 프로프라놀롤만으로는 혈액에서 중성지방을 증가시키는 경향이 있는 반면, 천연 어유와 조합된 이 약은 중성지방과 콜레스테롤을 감소시켰다.

오메가-3는 적어도 다음의 5가지 역할을 통해 혈류와 혈압을 개선할 수 있다. 첫째, 에이코사노이드 패턴을 개선하여 프로스타사이클린/트롬복산 비율(프로스타사이클린은 혈소판 응고를 억제하고 혈관을 확장하고, 트롬복산은 반대 효과를 갖는다)을 증가시킨다. 둘째, 산화질소와 동맥 내피에서 생산된 중요한 혈관완화제를 증가시킨다. 셋째, 혈관 탄력성을 증진시킨다. 넷째, 혈액에서 피브리노겐 집중을 감소시켜 혈액의 점도를 떨어뜨린다. 다섯째, 적혈구를 더 유연하게 하여 작은 혈관을 더 쉽게 통과하게 한다.

혈관탄력성은 혈액 순환의 일반적인 상태와 혈관유연성의 좋은 지표이다. 수년 전 우리는 어유가 장년층의 혈관탄력성을 증가시킬 수 있고 가벼운 고혈압 환자들의 혈압을 낮출 수 있다는 것을 발견했다. 그 뒤에 몇몇 다른 연구자 그룹이 혈관탄력성과 혈압에 어유가 동일한 효과가 있음을 보여주었다.

혈관, 관절 및 피부의 높은 유연성은 안정된 어유에 의해 보존된 결과인데, 이는 에이코사노이드와 세포의 증가된 가소성에 영향을 미친 안정된 어유의 효과 덕분이다.

최근의 학술연구는 장년층에서 혈관탄력성에 대한 오메가-3의 효과가 매우 중요하다는 것을 보여주었다. 60세가 넘은 사람들에게서 심장수축기 압력(높은 숫자)과 맥압(최고 숫자와 낮은 숫자 사이의 차이)은 심혈관질환의 발생에 매우 중요하다. 증가된 심장수축기 압력뿐만 아니라 증가된 맥압을 야기하는 것은 혈관의 줄어든 탄성이다.

오메가-3는, 혈압을 낮추는 가장 흔한 약과 비교해보면 혈관의 뻣뻣함을 줄여준다. 보통 혈압을 줄이는 약은 이완기혈압을 감소시키는데, 이는 일부 장년층에게 단점이 될 수 있다. 장년층이 종종 필요로 하는 것은 최소혈압을 크게 낮추지 않고 혈관의 뻣뻣함을 감소시키는 것이다. 여기에 오메가-3의 섭취를 증가시키는 것이 가치가 있을 수 있다.

한편, 50세 이하의 사람들에게서 최소혈압을 줄이는 것이 중요하고 보통 혈압을 낮추는 약이 가장 효과가 크다.

　다음 장에서는 우리가 수년간 조사한 것에 대해 서술하려 한다. 그 결과로서 우리는 '오메가-3의 안정성'이 매우 중요하다고 믿는다.

8장

효과에 있어서 오메가-3 안정성의 중요함

25년 전 오메가-3 연구를 시작했을 때, 사용할 수 있었던 유일한 어유는 정말 맛이 좋지 않았고 대구 간유 맛과 거의 비슷했다. 쉽게 산패되고 금방 악취가 났기 때문이다. 환자들이 손쉽게 섭취하기 위해서는 오메가-3의 맛을 상당히 개선해야만 했다.

연구자들은 기필코 이 문제를 해결하기로 결심했다. 수년에 걸쳐 연구에 매진한 끝에, 산패를 개선하고 나쁜 냄새를 없애 좋은 맛이 나는 어유를 환자들에게 공급할 수 있었다. 악취 문제에 대한 이유는 환경 독소로부터 기름을 맑게 하는 동안 중요한 세포 보호 물질, 소위 항산화제가 악취가 나는 성향으로부터 세포를 보호하는 동시에 상실되었기 때문이다. 처음에 우리는 어떤 항산화제가 관련된 것인지 그리고 그것이 어떻게 관련된 것인지 밝혀내야 했다. 그리고 나서 항산화제는 복구되어야 했다. 나는 동료 화학자인 Rolf Wallin 박사와 함께 이 연구를 수행했다.

마침내 연구는 성과를 거두어 산패되지 않고 맛있는 어유를 얻어낼 수 있었다. 그러나 이 어유가 어떤 효능을 지녔는지는 아무것도 알지 못하였다. 일반적인 어유와 품질이 같을까? 아니면 더 나을까? 더 못할까? 이론적으로 산패 성질이 없는 어유가 효능이 떨어질 가능성이 있었다. 어쩌면 산패 성질이 어유의 긍정적인 효능 이면에 놓인 어떤 메커니즘이 아닐까? EPA와 DHA와 같은 오메가-3 지방산은 공기 중의 산소에 매우 민감한데, 어쩌면 이 민감성이 어유의 효능과 관계있는 것은 아닐까? 이것을 밝혀내기 위해 그동안 수많은 실험을 해왔다.

우선 우리는 그 당시 가용한 13가지 다른 어유들을 우리가 연구 중인 어유와 비교해보았다(〈표 1〉 참고). 우리가 실험 중인 어유는, 실온에서 공기 중에 노출된

채 저장 상태에서 산패되는 데 200일이 걸린다는 것을 알아냈다. 다른 어유들은 단지 1~21일 만에 산패되고 말았다. 가장 안정적이지 못한 어유 4종은 각각 1, 3, 4, 4일 후에 산패되었다. 그 4개의 어유는 모두 화학적으로 변형되어 있었다. 4종 가운데 하나는 모든 어유 가운데 비타민 E 함유량이 가장 높은 것이어서, 비타민 E 함량과 어유의 안정성 사이에는 아무런 관련이 없다는 것을 보여줬다.

더 나아가, 안정성에서 평균치를 가진 어유와 우리가 연구 중인 어유를 14일간 비교해 보기로 했다. 다른 어

〈표 1〉 여러 가지 어유의 안정성*

	안정성 (일)	비타민 E (1U/g)		안정성 (일)	비타민 E (1U/g)
어유 1**	1	6.8	어유 8	14	1.0
어유 2**	3	20.2	어유 9	14	1.5
어유 3**	4	4.4	어유 10	14	8.5
어유 4**	4	5.0	어유 11	14	3.7
어유 5	6	4.4	어유 12	16	0.3
어유 6	10	1.4	어유 13	21	1.5
어유 7	13	1.0	안정적 천연 어유	200	4.5

* 안정성 – 실온에서 어유를 공기 중에 노출한 후 산패에 걸리는 시간.
　　산패도 기준은 과산화물가(peroxide value, PA) 20.
** 화학적으로 변형된 어유들. 다른 어유들은 천연 상태.

유는 우리 어유와 지방산 패턴이 정확히 일치했고, 항산화제인 비타민 E를 함유했다는 것만 달랐다. 이 실험은 매우 흥분되고 기대가 되었다. 산패되지 않은 어유가 효과도 뛰어나다는 결과를 얻어내고 우리는 뛸 듯이 기뻤다.

공동연구자들 가운데에는 나의 박사과정 학생인 내과의사 양배춘도 있었다. 안정된 천연 어유는, 심장 내 산소 결핍을 일으키고 돌연심장사와 같은 사망의 가장 흔한 원인이 되는 불규칙한 심장박동(부정맥)에 효과가 있다는 것을 밝혀냈다. 이것은 큰 성과였다. 그 연구는 '국소빈혈/재관류 손상에 대한 혈소판과 안정된 어유의 방어적 효과: 산화질소와 항산화제의 역할'이라는 제목으로 양배춘 박사논문의 일부가 되었는데, 이 논문은 찬사를 많이 받았다.

우리 연구그룹은 1990년에 이미 안정된 천연 어유가 실험자원자들에게 아주 좋은 효과를 보였다는 것을 입증했다. 어유를 섭취한 후 중성지방이 64퍼센트, 총콜레스테롤이 6퍼센트, 피브리노겐이 23퍼센트가 감소하고 혈압이 9퍼센트 낮아졌다. 특히 중성지방은, '덜 안정된' 어유를 섭취한 후에 조사한 것보다 더 많이 감소했다. '중성지방, 콜레스테롤, 피브리노겐 및 혈압에 농축된 새로운 유동 어유 에스키모-3의 효과'란 제목의 이 조사보고서는 그 당시 많은 관심을 불러일으켰고 Olle Haglund의 PhD 학위논문의 일부가 되었다.

우리 연구그룹이 수행한 다른 연구에서도, '안정되지 않은' 어유를 섭취한 후보다 '안정된' 어유를 섭취한 후에 중성지방이 더 강력하게 감소했다는 것을 보여주었다. '안정되지 않은' 어유를 섭취하면, 혈중 활성산소가 증가하고 비타민 E가 소모되었다. 이것은 인체에 유해한 증상이며 불안정한 어유가 나쁜 영향을 준다고 설명할 수 있다.

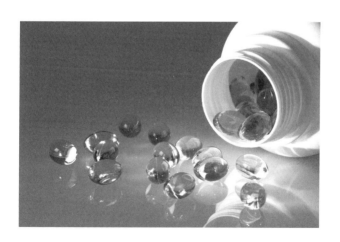

지원자들에 대한 다른 조사에서는, 불안정한 어유가 안정된 어유보다 콜레스테롤과 혈당에 대해서도 나쁜 영향을 미친다는 것을 발견했다. 나아가 '불안정한 어유'가 혈액에서 PAI-1[plasminogen activator inhibitor 1, 플라스미노겐활성인자억제자-1. 섬유소용해계를 억제하는 폴리펩티드(polypeptide)의 주요 인자로 섬유소용해 항진, 억제상태의 지표가 된다]이라 불리는 특별한 단백질을 증가시킨다는 결과를 밝혀냈다. '안정된' 어유에서는 그 단백질이 증가하지 않았다. 혈중에서 PAI-1의 수치가 높으면 심혈관질환을 일으킨다고 본다.

한 실험 조사로 관절 환자에게 어유가 어떤 영향을 미치는지를 연구했다. 환자들에게 2가지 다른 어유를 투여했다. 하나는 200일간 산패되지 않고 안정성을 지닌 어유이고, 다른 하나는 14일간 안정성을 유지한 어유였다. 놀랍게도 안정된 어유의 섭취만으로도 관절 문제가 감소했다. 동일한 연구에서, 안정된 어유만이 나쁜 콜레스테롤(LDL)을 낮춘다는 사실이 입증되었다.

우리는 스웨덴에서 20년 전쯤부터 심혈관질환의 예방을 위해 어유를 사용(처방)하기 시작했다. 그런데 어떤 내과의사는 자기 환자에게 어유를 권하는 데 주저했다. 당시, 어유를 먹으면 혈당이 올라갈 수 있다는 연구가 있었는데, 이것은 당뇨환자에게는 치명적이었다.

　나의 PhD 학생인 내과의사 Riitta Luostarinen은 박사학위 논문인 '심혈관질환에 특별히 고려한 고도불포화지방산(n-3)에 관한 연구'에서 이러한 문제를 다루었다. 그녀는 논문에서 안정된 어유가 혈당을 높이지 않는다는 결과를 보여주었다. 이것은 췌장세포 내에서 산패가 일어나지 않았기 때문이다. 즉, 어유가 활성산소 등에 의해 과산화물로 바뀌는 지질과산화가 일어나지 않았던 것이다.

　산패된 불안정한 어유를 섭취하면, 혈당 수치가 증가하여 (결과적으로) 인슐린의 생산이 감소하여 그러한 변화가 일어날 수 있는 것이다. Riitta의 논문 덕분에, 어유와 혈당에 관한 시각이 바뀌었고 많은 내과의사들은 환자들에게 어유를 추천하는 것을 더 이상 망설이지 않게 되었다.

　나의 PhD 학생이자 내과의사인 Rivta Jokela를 포함한 나의 동료들은, 안정성이 낮은 어유를 섭취하면 혈액과 심장에서 산패가 일어날 수 있는 반면, 안정된 어유의 경우에는 섭취 후에 그러한 변화가 일어나지 않는다는 것을 발견해냈다. 영광스럽게도 이 연구는 상을 받기도 하였다.

노르웨이 내과의사 Odd Johansen은 박사논문을 위한 연구에서, 고농축 어유를 대량 제공받은 심장질환자들이 심장에 혈관경련(협심증)이 일어났다는 것을 관찰했다. 이것은 어유가 안정되지 않아서 산패되었기 때문인 것으로 추측된다.

노르웨이에서 행해진 연구 가운데 다른 연구들도, 고농축 어유를 섭취한 후에 혈중 염증 유발물질이 증가하는 것을 보여주었다. 이것 역시 어유가 산패되었기 때

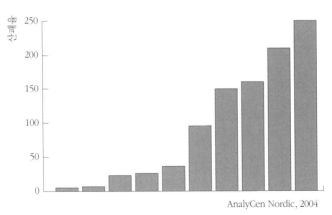

AnalyCen Nordic, 2004

〈그림 12〉 10가지 어유의 산패 추이

문인 것으로 판단된다.

여러 다른 연구에서는, 불안정한 어유가 LDL 콜레스테롤에 산패를 일으킬 수 있다는 것을 확인했다. 이것은 콜레스테롤이 동맥경화로 인해 죽상동맥경화증을 일으킬 우려가 있다는 것을 의미한다. LDL 콜레스테롤에 이러한 산패가 발생하는 것은, 불안정한 어유의 또 다른 부정적인 측면이다.

최근에 수행된 여러 조사에서 안정성과 산패되는 경향은 오메가-3를 함유한 다른 조제물질 사이에서 매우 다양하게 나타났다.(〈그림 12〉). 불충분한 세척 과정을 거쳐 환경 독소뿐 아니라 항산화제를 불완전하게 제거해도 조제물질의 안정성을 확보할 수 있다고 여긴 듯하다. 하지만 안정된 어유는 그렇게 만들어지는 게 아니다. PCB와 다이옥신과 같은 독소들을 완벽하게 제거할 때 최상의 안정된 어유가 만들어진다. 〈그림 12〉와 〈그림 13〉의 왼쪽에서 첫 번째 막대가 그것을 보여준다.

어유의 양뿐 아니라 치료기간도 과산화지질이 얼마나 나쁜 영향을 미쳤는지를 판단하는 데 매우 중요하다. 1가지 조제물을 한 캡슐씩 매일 먹었을 때 심장에 긍정적인 효과를 미쳤다. 그런데 매일 6개의 캡슐을 먹

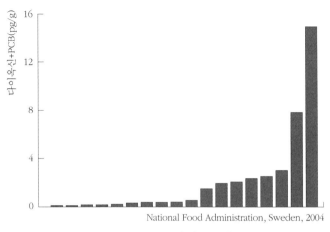

National Food Administration, Sweden, 2004

〈그림 13〉 18가지 어유의 다이옥신과 PCB

였더니 부정적인 효과가 나타났다. 다른 종류의 조제물을 2년간 복용했을 때는 심장에 긍정적인 효과가 나타났는데, 동일한 조제물을 3~9년간 복용했더니 효과가 반대였다. 이미 심장에 혈관경련(협심증)이 일어난 사람은 불안정한 오메가-3에 의해 유발된 과산화지질에 특히 민감한 것으로 보인다.

다음 장은 당뇨에 있어서 오메가-3가 얼마나 중요한지에 대해 다루겠다.

9장

―

오메가-3와 당뇨병

대사증후군은 상당히 흔한 질병이다. 복부비만, 고혈압, 혈당 증가, 중성지방 증가 및 낮은 HDL 콜레스테롤이 대사증후군의 특징이다. 이러한 증상은 당뇨병의 예비 단계이다. 대사증후군 환자들은 오메가-3의 섭취량을 늘리면 많은 이익을 얻을 수 있다. 오메가-3가 대사증후군의 증상들을 대부분 개선할 수 있기 때문이다.

'일반적인 어유'는 혈당을 증가시킬 수 있기 때문에 내과의사들은 대사증후군이나 당뇨 환자들에게 어유 섭취를 군이 권하지 않는다. 어유를 섭취한 후 췌장에 활성산소가 형성될 우려가 있기 때문인데 이것은 인슐린 생산 감소로 이어진다. 그러나 안정된 어유는 혈당을 증가시키지 않기 때문에 대사증후군 환자들은 안정된 어유를 통해 증상을 개선할 수 있다.

당뇨 환자가 오메가-3 지방산을 섭취하면 여러 가지 이유로 유익하다. 오메가-3는 트롬복산 형성을 감소시켜 인체 내 인슐린의 기능을 증가시킨다. 최근 미국 애리조나주 피닉스시의 과학자 그룹은, 환자들에게 스웨덴산 안정된 천연 어유를 제공하고 이와 같은 성과를 증명해 보였다. 학자들은 어유의 이러한 효능이 매우 긍정적이고 중요하다고 받아들였다. 다른 어유들은 아마도 안정성이 낮아서 동일한 효능을 보여주지 못했을 것이다.

대사증후군 환자들과 당뇨 환자들은 설탕, 사탕, 흰빵의 섭취를 줄이고, 안정된 어유나 기름진 생선의 섭취를 늘려야 한다. 당뇨 환자들에게 금연이 중요한데, 이미 흡연 중인 상태라면 가능한 빨리 금연하는 것이 중요하다.

당뇨병은 흔한 질병이고 매년 환자는 더 늘어나고 있다. 당뇨병에는 1형과 2형 2가지 형태가 있다. 1형은 어렸을 때 나타나고 췌장이 인슐린을 생산하지 않아 발병

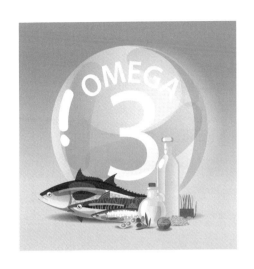

한다. 1형 당뇨병 위험인자가 있는 어린이들은 안정된 어유를 섭취하여 췌장에서 인슐린 생산세포를 파괴하는 염증을 예방해야 한다. 임신 중에 오메가-3를 섭취하면 태어날 아기가 1형 당뇨병에 걸릴 위험을 낮출 수 있다는 연구 결과도 있다.

2형 당뇨병은 인슐린 생산은 정상적이지만, 인슐린 양이 인체의 요구에 충분하지 않다. 2형은 생활습관 및 식습관이 변화하여 증가하고 있고 낮은 연령층에서 점점 더 흔해지고 있으며, 이제 어린이들에게까지 영향을 줄 수 있다.

2형 당뇨병 환자들은 식사를 조절하거나 체중을 빼고 운동을 함으로써 적정한 혈당을 유지할 수 있다. 그러나 어떤 환자들은 약을 먹거나 인슐린 주사를 맞아 혈당을 낮춰야 한다. 당뇨병 환자의 85퍼센트는 2형이다. 식습관이 올바르지 않거나 운동을 하지 않으면 체중이 늘어난다. 결과적으로 2형 당뇨병이 흔하게 된다. 체중이 감소하면 당뇨병 환자는 체내에서 필요한 인슐린을 충분히 생산할 수 있다.

심장마비로 고통을 겪는 사람 중에 65~70퍼센트는 당뇨병을 앓고 있거나 당뇨병 경계에 와 있다. 당뇨병 환자들은 혈중 중성지방 수치가 너무 높고 HDL 콜레스테롤 수치는 너무 낮다. 오메가-3 섭취는 중성지방을 낮추고 HDL 콜레스테롤을 늘릴 뿐 아니라 항염작용을 통해 췌장 내 인슐린 분비 세포의 손상 위험을 줄인다.

10장

오메가-3와 관절 보호

어유는 관절을 보호해준다. 안정된 천연 어유는 일반의 (불안정한) 어유보다 더 효과적으로 관절의 뻣뻣함을 유연하게 만들어준다. 유연한 세포들과 개선된 에이코사노이드 패턴, 활성산소의 감소 등이 조화를 이루어 이러한 메커니즘을 가능하게 한다.

류머티즘 관절염은 에스키모인과 일본인 사이에서는 매우 드물다. 생선을 많이 먹기 때문에 오메가-3 요법이 작용한 듯하다. 오메가-3 덕분에 통증이 감소하고 유연함이 생기고 소염제가 필요하지 않았던 것으로 나타났다. 효과를 보기 위해서는 수개월간 오메가-3를 먹어야

하고, 최고의 효과를 얻기 위해서는 어떤 사람들은 평균치보다 더 많은 양을 먹기도 해야 한다. 천연의 안정된 어유를 매일 10밀리리터가 필요한 사람도 있다.

오메가-3를 함유한 어유를 먹으면, 결과적으로 골 질량이 증가하고 골다공증 위험이 감소되어 실제 뼈가 튼튼해진다. 특히 나이든 여성들 사이에 뼈 강도가 증가하였는데, 이것은 오메가-3 섭취 결과로 뼈에서 칼슘의 흡수가 증가되기 때문일 수 있다. 또한 오메가-3는 연골을 보호하고 강화하기도 한다.

다음 장에서는 오메가-3가 신체 피부를 보호하는 기전을 설명한다.

11장
오메가-3와 피부 보호

오메가-3를 섭취하면, 피부가 유연하고 탄력 있게 변한다. 또한 피부건조증, 습진, 건선 같은 피부 문제들은 안정된 어유의 국소 도포만으로도 개선될 수 있다. 탈모로 고통을 겪고 있는 사람들에게 오메가-3를 두피에 국소 도포한 후 모발이 자라나는 것을 확인하였다. 최근 오메가-3가 햇볕에 화상을 입은 피부도 보호하고 예방할 수 있다는 것을 보여준 사례도 있다. 피부의 개선은 세포벽의 탄력성과 에이코사노이드에 대한 효과 때문이다. 오메가-3는 피부 크림과 화장품에 대한 요구를 줄일 수 있다.

오메가-6 지방산인 아라키돈산으로부터 에이코사노이드(류코트리엔)가 과잉생산되면, 피부건조증과 습진이 생긴다. 세포 안에서 아라키돈산 대신 오메가-3 지방산인 EPA가 자리를 차지하게 되면, 유익한 에이코사노이드가 형성된 결과 피부 상태가 개선될 것이고, 이는 혈관을 확장하여 염증을 억제하고 피부에서 혈류를 증가시킨다.

예를 들어 태양 복사에 의해 피부가 손상되고 동시에 피부에 콜라겐이 저하되면 주름이 생긴다. 오메가-3가 주름을 예방할 수 있는데, 이는 오메가-3의 항염 및 혈류 개선 특성에 기인한다.

코르티손(부신피질호르몬제, 스테로이드성 항염증제) 연고는 일시적으로 습진에 효과가 있다. 그러나 오랫동안 치료해야 하거나 치료 부위가 넓을 때에 코르티손 연고는 피부에 부작용을 생기게 할 수 있다. 피부가 얇아져 출혈을 일으킬 수도 있고 혈관이 터질 위험도 생긴다. 코르티손이 유익하지 않은 에이코사노이드뿐만 아니라 유익한 에이코사노이드도 공격하기 때문이다. 그럴 때는 오메가-3를 섭취하거나 피부에 오메가-3를 직접 바르는 것도 유익한 방법이다. 여러 환자들이 어유를 사용하기 시작한 후 코르티손 연고 사용량을 줄였거나 아예 바르지 않게 되었다고 보고하였다.

노르웨이에서는 안정된 천연 어유에 GLA(감마리놀렌산)와 비타민 D를 추가한 조제물질이 사용되고 있다. 많은 노르웨이 여성들은 이러한 조제물질을 사용하여 피부 활력과 탄력을 유지하고 주름을 방지하고 있다. GLA와 비타민 D는, 조제물질에 포함되어 있는 EPA, DHA 및 천연 항산화제 혼합물인 퓨파녹스(Pufanox)와 상호작용하여, 혈류를 개선하고 피부 손상을 돌보아 피부에 산화방지 능력을 증가시킨다.

12장
오메가-3와 암

생선이나 오메가-3를 함유한 어유를 많이 섭취하면, 암 종양을 발생시킬 위험을 줄일 수 있다. 포화지방을 많이 섭취하는 것과 결장과 유방에 생기는 암 사이에는 어떤 연관이 있을 것이라고 추측할 수 있다. 반면, 어유를 섭취하면 그러한 암에 대항하는 방어적 효과를 갖고 있는 것으로 보인다. 아마인유에서 발견되는 식물성 오메가-3 지방산인 알파리놀렌산은 전립선암의 위험을 증가시킨다고 여겨지는 반면, 해양성 오메가-3 지방산인 EPA와 DHA는 이러한 위험을 줄여준다고 알려졌다.

전립선암은 에스키모인에게서 거의 발견되지 않는

데, 이것은 오메가-3가 전립선암에 방어적 효과를 나타내기 때문이다. 스웨덴 남성 6,000명에 대한 연구는, 기름진 생선을 많이 먹는 것이 전립선암의 위험을 줄이는 데 효과가 있다는 것을 보여주었다. 어유는 또한 동물에 생기는 특정 종양의 성장과 확산을 억제하는 효과가 있다는 것을 알려준다.

오메가-3는 에이코사노이드 패턴을 바꾸어 종양에서 혈관이 새로 생기는 것을 줄일 수 있다. 아라키돈산에 의해 생긴 에이코사노이드인 PGE_2는 면역 방어를 약화시킨다. 오메가-6 지방산을 많이 섭취하면 PGE_2의 농도가 증가하여 암에 대한 위험을 높일 수 있다. 이에 반해, 오메가-3 지방산은 PGE_2의 생성을 줄여 종양의 성장을 억제할 수 있다. 오메가-3와 오메가-6 사이의 높은 비율은 유방암의 위험을 줄일 수 있지만, 낮은 비율은 유방암의 위험을 증가시킬 수 있다.

하지만 암에 대한 어유의 효과에 관해 확실한 결론이 나기 전에 아직은 상당한 연구관찰이 더 필요하다.

13장

오메가-3는 두뇌를 자극한다

예로부터 생선을 먹으면 똑똑해진다고 한다. 그렇다. 생선은 두뇌 식품이다. 최근 연구들은 이것이 사실이라는 것을 증명했는데, 기름진 생선에 존재하는 오메가-3 지방산, 특히 DHA에 그 근거가 있다. DHA는 두뇌를 구성하는 주요 성분이다. 뇌에 존재하는 DHA와 인간의 지능, 건강 사이에는 아주 긴밀한 관계가 있다.

우리가 진행한 연구들은, 안정된 천연 어유를 섭취하면 뇌에서 DHA가 증가한다는 사실을 밝혀냈다. 안정된 어유는 뇌에 있는 특별한 효소인 산화질소합성효소(nitric oxide synthase, NOS)의 활성을 증가시킨다. 이

효소는 뇌에서 학습능력과 기억력을 향상시키는 중요한 효소이자 신경전달물질이다. 안정된 어유의 긍정적인 효과는 일반의 (불안정한) 어유의 효과와는 비교할 수 없는 것이었다.

우리는 또한 연구에서 어유에 포함된 DHA가 뇌기능에 중요하다는 사실을 증명했다. 최근에 뇌기능 향상을 위해 새로운 지방산 조제제품이 시중에 개발된 것을 보았다. 주성분은 EPA였고 DHA는 거의 함유되지 않아서, 우리 연구그룹은 경악했다.

오메가-3는 태아의 뇌 발달에 매우 중요하다. 특히 임신 마지막 3개월간에는 태아의 뇌 용량이 3배로 커진다. 최근에 출산하고 오메가-3를 섭취하지 않은 여성은 혈중 오메가-3 수치가 현저하게 떨어졌다. 모유 수유를 하는 산모는 그 수치가 더 낮았다. 첫째 아기가 지능검사에서 더 높은 결과가 나오는 이유 가운데 하나는, 모체로부터 오메가-3를 더 많이 전달받기 때문이다. 모체로부터 다음에 태어날 아기에게 전달해줄 오메가-3의 양은 점점 줄어들게 되어 있다.

그러므로 임신 중이거나 모유 수유를 하는 여성은 오메가-3의 섭취량을 늘려야 한다. 불행하게도 생선에는 환경 독소가 함유되어 있어서, 임신한 여성들은 생선 섭취를 제한해야 한다. 대신 식사에서 보충제를 통해 필요한 지방산을 공급해야 한다. 보충제는 고품질의 안전한 제품이어야 한다. 자연에서 추출해야 하고, 독소를 제거해야 하며, 산패되지 않아 산모나 아기 모두에게 체내에서 안정적으로 작용하는 어유여야 한다.

어유를 공급받은 영유아들은 뇌기능이 향상되었다. 한 연구에서는, 조기분만한 미숙아들에게 생후 2개월간 오메가-3를 먹였더니, 월령 12개월이 되었을 때 학습능력이 개선되었다. 6~12세 소년들에 대한 다른 연구에서는, 혈중 오메가-3 수치가 가장 높은 집단이 학습에서 별 문제를 겪지 않았다.

혈중 오메가-3 수치가 낮은 어린이들은 대체로 지능도 낮았다. 특히 수학문제를 풀기 어려워했고, 잠이 들거나 또 아침에 일어나는 것도 힘들어했다. 그런데 DHA와 EPA를 함유한 어유를 섭취한 후에는 그러한 증상이 개선되었다. 어유는 또한 과도하게 활동적이거나 집중력이 약해서 학교 공부를 힘들어하는 어린이들에게도 효과가 좋았다. 거듭 강조하지만, 안정적인 어유를 사용할 때만이 이러한 효과가 나타난다.

그리고 발달성 운동조절장애(DCD, Developmental Coordination Disorder)는 어린이들 가운데 5퍼센트가 겪고 있다. 이들은 운동수행능력이 떨어지고 운동협응에 장애가 있어서, 예컨대 걷고 기고 한 발로 서고 공을 잡는 등에 많은 어려움이 있다. 또한 소근육운동에도 문제가 있어서 운동화 끈을 매거나 글씨를 쓰는 것도 힘들다. 어떤 어린이들은 언어장애를 가지고 있다. 최근, 이러한 아이들에게 DHA/EPA의 비율이 낮은 어유 조제물로 치료를 했다는 연구가 보고되었다.

6개월간 매일, 5~12세 어린이들에게 DHA 174밀리그램과 EPA 558밀리그램을 함유한 지방산 조제물질을 6알씩 먹였다. 그런데 관찰 결과, 읽기와 단어 외우기, 행동양식에서는 개선되었는데, 운동기능 영역에서는 전혀 개선되지 않았다. 연구자들은 최적의 지방산을 어떻게 조합해야 하는지에 대해 더 많은 연구가 필요하다고 결론지었다. 사용된 지방산 조제물이 운동기능에 관해서 왜 효과가 없었는지는 2가지 이유로 추측할 수 있다. 지방산 조합비율의 적정성과 어유의 안정성이다. 연구상으로 입증된 어유의 DHA/EPA 최적비율은 2 대 3인데 사용된 조제물은 그 비율에 훨씬 못 미쳤다.

이미 언급한 바와 같이 어유의 DHA 함유량과 안정성은, 뇌기능에 영향을 미친다. 최근 덴마크인의 연구에서, 1티스푼당 DHA 280밀리그램과 EPA 410밀리그램이 함유된 안정된 천연 '키즈용 어유'를 15세 어린이 113명에게 제공했고, 1티스푼당 DHA 560밀리그램과 EPA 840밀리그램이 함유된 안정된 천연 '일반' 어유를 9~12개월령 유아 94명에게 제공했다. 그 결과는 DHA의 함유량과 안정성이 매우 중요하다는 것을 보여준다.

게다가 오메가-3는 산후우울증과 같은 우울증에도 효과가 있다. 뇌에서 세로토닌 농도가 감소하고 혈중 오메가-3 수치가 낮으면, 우울증에 걸린다는 것은 잘 알려져 있는 사실이다. 세로토닌 농도는 오메가-3 가운데 특히 DHA 혈장 함량과 연관되어 있는데, 이것이 낮으면 우울증에 노출된다. 오메가-3 보충제는 세로토닌을 증가시켜 우울증을 개선할 수 있다. 우울증에 대응하는 어떤 약물 또한 세로토닌을 증가시키는 작용을 한다. 일본과 같이 생선을 많이 소비하는 국가에는 생선 소비가 적은 나라들보다 우울증 환자가 적다.

오메가-3는 알츠하이머뿐만 아니라 혈관성 치매에도 효과적이라는 사실이 밝혀졌다. 최근 연구는 해양성 오메가-3가, 뇌졸중으로 인한 발작이나 치매와 같은 허혈성 뇌혈관질환에 의해 야기되는 장애를 적어도 부분적으로 보호할 수 있다는 사실을 증명했다. 그러므로 고혈압이나 기억력 장애 같은 뇌병변이 악화될 위험이 있다면 오메가-3를 다량 섭취하려고 노력해야 한다. 네덜란드의 연구에서 생선을 많이 먹는 남성이 오메가-6를 많이 먹는 남성보다 조기 치매에 걸릴 확률이 낮다는 것을 밝혀냈다.

다발성 경화증(MS, multiple sclerosis)은 뇌에 영향을 주는 만성질환이다. 그 원인은 알려져 있지 않지만 식습관이 원인이 될 수 있다는 주장이 있다. 고기와 유제품은 많고 생선은 거의 포함되지 않은 식단은 나쁜 영향을 줄 수 있다. 포화지방을 낮추고 오메가-3가 포함된 보충제로 이뤄진 식사를 할 경우, 특히나 질병의 초기 단계라면, 생존은 물론 진행 중인 질병이 호전될 수 있다는 것을 여러 연구들이 보여주고 있다.

내과의사였던 나의 아버지는 간질을 치료하기 위한 방법을 계속 연구했기 때문에, 나는 어려서부터 간질에 대해 잘 알고 있다. 최근 몇몇 연구들은 오메가-3가 간질 치료에도 긍정적인 효과를 줄 수 있다는 것을 보여주었다. 스웨덴 스톡홀름의 카롤린스카 종합병원에서는 간질을 앓고 있는 어린이들에게 효과적인 치료방법으로 식이요법을 사용하고 있다. 치료 프로그램에는 안정된 천연 어유를 매일 섭취하는 게 포함되었다.

고혈압이 있거나 일찍부터 기억력 장애가 있는 사람들은, 뇌를 보호하기 위해 어유를 먹기 시작했거나 어유와 함께 기름진 생선을 많이 섭취하려고 애쓴다. 오메가-3가 치매 환자들의 정신 상태를 개선할 수 있다고 여러 연구들이 보고해왔다. 아마도 이것은 오메가-3가 부분적으로 혈류 증가를 촉발하기 때문일 것이다. 오메가-3는 또한 뇌동맥에 혈전이 쌓이거나 죽상동맥경화중이 진전되는 것을 효과적으로 감소시킬 수 있다.

스트레스를 너무 많이 받으면, 극도로 신체적, 정신적으로 피로해져서 무기력해질 수 있다. 오메가-3를 함유한 어유를 섭취하면 인체 내에서 세로토닌뿐만 아니라 도파민도 증가한다. 세로토닌 수치가 증가하면 스트레스를 더 잘 견딜 수 있게 되고, 도파민이 증가하면 기분이 차분해지고 창조적으로 바뀐다. 세로토닌과 도파민은 뇌의 신경세포 간에 정보 흐름을 조절하는 물질, 즉 신경전달물질이다. 2가지 모두 뇌기능에 매우 중요하다.

내 환자 중에는 스트레스, 번아웃증후군, 우울증을 앓고 있는 사람들이 있다. 이들은 운동으로도 이러한 질병이 예방되고 치료될 수 있는 사례를 많이 보여준다. 규칙적인 운동은 심혈관질환, 고혈압, 당뇨병, 골다공증을 예방할 수 있다. 그런데 규칙적인 운동으로 스트레스를 예방할 수 있다는 사실은 덜 알려져 있다.

도보여행은 스트레스를 줄이는 동시에 건강을 개선하고 비만을 예방하는 훌륭한 방법이다. 오늘날에는 규칙적인 운동을 위해 충분한 시간을 내기가 어렵다는 것이 문제이다. 계획을 잘 짜고 무엇을 우선순위에 두는가 하는 것은 매우 중요하다. 결론적으로 운동을 최우선에 두고, 하루 중 일정 시간을 충분히 운동에 투자해야 한다. 나는 일주일에 5시간을 운동하고 있다.

어유는 항염작용을 한다. 흥미롭게도 오랫동안 항염제를 먹은 환자들은 알츠하이머에 걸릴 위험이 낮다. 생선을 많이 먹는 사람들이 알츠하이머에 걸릴 위험이 적은 것 역시 잘 알려진 사실이다. 알츠하이머 환자 뇌에는 건강한 사람들보다 DHA 함량이 적다.

성인을 대상으로 한 연구에서, 신경세포 간 소통을

나타내주는 뇌파검사를 통해 뇌기능을 측정해 보았다. 오메가-3를 섭취한 후 2시간 만에 뇌파 속도가 개선된 것이 관찰되었다. DHA는 뇌세포 간 정보 흐름을 조절하는 신경말단(신경접합부)에서 다량 발견된다. 그래서 오메가-3를 섭취한 후에 두뇌는 정보를 더 빠르게 처리할 수 있다. 일본 대학생들은 시험을 보기 전에 오메가-3가 함유된 어유를 든든하게 복용한다.

다른 연구들은, 정신분열증 환자들의 체내에는 DHA 수치가 비정상적으로 낮은데, 오메가-3를 함유한 어유를 복용하면 정신분열증 증상을 호전시킬 수 있다고 보고했다.

오메가-3 혈중 수치와 공격적인 성향은 상호 연관되어 있다. 폭력 범죄자들의 혈액에는 오메가-3 농도가 낮고 오메가-6 농도는 높다는 것이 발표되었다. 오메가-3에 비해 오메가-6가 높은 비율로 구성된 식단이 제공된 원숭이들은 더 공격적이 되었다. 오메가-3가 함유된 보충제는 인간의 공격성을 감소시켰다. 우울증 환자뿐 아니라 공격적인 사람은 심근경색을 일으킬 위험이 높다. 오메가-3 결핍이 모든 3가지 조건들에 중요한 요인이라고 추정되어 왔다. 그래서 심근경색의 위험을 증가시키

는 것은 공격성이나 우울증이 아니라 아마도 오메가-3
의 결핍일 수도 있다.

핀란드에서 특히 나이든 사람들은 뇌기능을 유지하
고, 기억을 개선하고, 노화하는 두뇌를 보호하기 위해
조제물을 사용한다. 그 조제물에는 신경세포 간 소통을
개선하기 위해 DHA뿐만 아니라 고함량의 EPA가 포함
된 안정된 천연 어유가 함유되어 있다.

덧붙여 이 조제물에는 인체 내외에서 어유가 산패되
는 것을 줄이는 특별한 천연 항산화제 혼합물인 퓨파녹
스(Pufanox)가 함유되어 있다. 퓨파녹스는, 조제물이
학습능력과 기억력을 향상시키는 데 특효가 있다. 게다
가 두뇌 기능에 필수적인 코엔자임큐텐(코큐텐, 큐텐),
비타민 D와 감마리놀렌산까지 들어 있다.

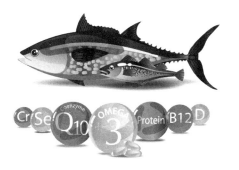

코엔자임큐텐은 신체의 모든 세포에서 발견되는 물질처럼 지용성 비타민이다. 코엔자임큐텐은 보통 여러 식품 속에 존재한다, 비프스테이크나 콩기름, 정어리, 고등어, 땅콩과 같은 일반 식품에도 들어 있고 인체 내에서는 특히 심장, 폐, 신장에도 존재한다. 코엔자임큐텐은 태어나면서부터 미토콘드리아 내에서도 발견된다. 미토콘드리아는 세포에 에너지를 공급하는 세포 내 작은 발전소이다. 이처럼 에너지를 생산하는 발전소인 미토콘드리아에 이상이 생기면, 인체가 조로(早老)하거나 뇌신경세포가 일찍 죽을 수 있다. 활성산소는 미토콘드리아에 손상을 준다. 코엔자임큐텐은 세포 내 미토콘드리아의 작용을 돕고, 세포 내 에너지 생산의 근원이 되는 ATP(아데노신 3인산)의 생성에 매우 중요한 성분이 된다. 코엔자임큐텐은 비타민 E와 같은 항산화 성분과 상호 작용하여 활성산소를 중화시키는 강력한 항산화 성분이기도 하다.

미토콘드리아에 있는 코엔자임큐텐의 함량은 나이가 들면 감소하여, 활성산소가 증가하면 미토콘드리아는 손상을 입는다. 코엔자임큐텐의 결핍은 고령자에게 흔하다. 코엔자임큐텐은 뇌와 심장에서 에너지를 생산하는 데 꼭 필요하다. 스타틴 약물을 쓰고 있는 콜레스테롤 환자들은 특히 코엔자임큐텐을 복용해야 한다. 스타틴이 뇌뿐만 아니라 심장에서 코엔자임큐텐의 양을 감소시키기 때문이다. 코엔자임큐텐은 뇌세포를 보호하고 면역 방어를 개선한다.

최근에 코엔자임큐텐과 오메가-3를 함유한 조제물이 고령자 시력 장애의 가장 흔한 원인인 시력 감퇴에 효과가 있다는 것이 증명되었다. 이러한 질병을 예방하기 위해서는 토코페롤 혼합물과 같은 비타민 E의 섭취를 증가시키고 생선 섭취를 늘리고 아연과 셀렌을 보충해야 한다.

또한 비타민 D 결핍은 특히 나이든 여성에게 흔하다. 비타민 D가 결핍되면 기억력과 학습능력에 장애가 일어난다. 비타민 D는 뇌세포의 활성을 높이고 항산화 효과를 갖는다. 비타민 D 결핍은 또한 대장, 난소, 전립선과 유방에서 암 발생 위험을 증가시키고, 당뇨병, 심혈관질환, 골다공증, 관절질환의 위험을 증가시킨다. 감마리놀렌산은 뇌로 가는 혈류를 증가시켜 뇌세포의 조로를 예방한다.

이러한 복합처방은 뇌의 노화를 막는 데에 효과적이

다. 뇌에 나쁜 영향을 주는 고혈압과 기억상실 징후를
보이는 환자들에게 특히 중요하다.

14장
오메가-3는 지방 연소를 증가시킨다

수년 전에 우리는 흥미로운 관찰을 하였다. 과체중인 사람이 오메가-3를 함유한 안정된 천연 어유를 섭취한 뒤 체중이 감소했다고 보고했다. 이 소식을 듣고 처음에는 매우 놀랐다. 나중에 어유의 EPA와 DHA가 지방 연소를 증가시키고 인체에 지방의 저장을 줄인다는 것이 증명된 뒤에야 이 관찰이 이해가 갔다. 다시 말해 이 지방산은 PPAR(peroxisome proliferator-activated receptor, 페록시솜 증식 활성화 수용체)이라 불리는 세포 내 알파수용체와 상호작용하는데, 이것은 지방 연소가 증가하고 있다고 인체에 신호를 주는 것이다.

인체가 소비하는 지방산들은 세포에 제각기 다른 신호를 보낸다. 예를 들어 포화지방산은 인슐린 민감도를 떨어뜨리는 신호를 보내는데, 이것은 당뇨병의 첫 단계이다. 반면 오메가-3는 긍정적으로 작용하여 인체에 이로운 인슐린 민감도를 증가시킨다. 동일한 방식으로 오메가-3 지방산은 지방 연소를 증가시키는 신호를 보내고, 대부분의 오메가-6 지방산은 역으로 작용한다.

렙틴은 음식 섭취와 에너지 소비를 제어하여 인체 내 지방을 조절하는 중요한 단백질이다. 혈중 렙틴의 수치가 높으면 심혈관질환과 발작에 나쁜 영향을 끼친다. 체중을 감소시키거나 혹은 오메가-3만 섭취하는 것은 렙틴 수치를 낮추지 못한다. 그러나 2가지 방법을 모두 적절히 사용하면 렙틴 수치가 현저하게 감소한다는 것을 알게 되었다. 이것은 체중 조절뿐 아니라 심혈관질환의 예방에도 중요하다. 칼로리 섭취를 줄여 체중을 줄이려는 사람은 동시에 오메가-3 섭취를 늘림으로써 더 큰 효과를 볼 수 있다.

EPA 또한 혈관을 확장시키는 국소 호르몬의 원천이다. 게다가 혈류 속도가 개선되어 근육량이 증가하면, 결국 지방 연소도 잘 된다. 우리 연구그룹은 안정된 천연 어유의 섭취가 혈액을 묽게 하여 점도를 떨어뜨린다는 것을 알게 됐다. 혈액 응고에 있어서 중심 역할을 하는 피브리노겐과 같은 큰 단백질은 농도가 감소하고, 적혈구는 유연하게 변하기 때문이다.

어유에 양질의 항산화제를 배합하는 것이 중요한데, 그래야 인체 내에서 과산화지질을 생성(산패)하지 않는다. 지방 연소를 촉진하고 근육량을 증가시키기 위해 다른 지방산 조제물을 섭취했다가 과산화지질이 부작용을 유발하는 것으로 나타난 경우도 있다. 이 연구를 수행한 연구자인 Bengt Vessby 교수와 동료들은, 오메가-6 지방산인 공액리놀레산(CLA, Conjugated Linoleic Acid)을 함유한 조제물에서 과산화지질로 인한 부작용의 발생을 우려한다고 지적했다. 공액리놀레산을 먹은 환자들은 염증이 증가하고, 인슐린 저항이 생겼으며 혈압과 혈중 지질농도가 증가하였다.

오메가-3는 신체에서 지방 연소를 증가시킬 뿐만 아니라 포화지방산보다 열을 더 많이 발생시킨다. 포만감을 주고 체중을 감소시킨다. 거기에 세로토닌의 농도가 증가하면 기분이 좋아지고 안정되며 긴장이 풀리고 덜 조급하고, 때때로 음식을 조금씩 자주 먹는 버릇이 덜하게 될 것이다.

빵에 버터, 마가린, 또는 치즈를 발라 먹어야 할 필요는 없다. 나는 해양 오메가-3가 풍부한 빵에 오메가-3가 풍성한 캐비아를 발라 먹기도 한다. 또는 오이, 토마토와 같은 채소에 지방을 뺀 햄을 얹거나 거친 통밀 흑빵에 녹색이나 적색 후추를 뿌려 먹는다. 오메가-3가 풍성한 식품을 살 때, 어유나 아마인유를 함유한 것인지를 잘 살펴봐야 한다. 스웨덴에서는 어유를 함유한 제품에 건강 정보 표시가 허용되지만 아마인유를 함유한 제품에는 허용되지 않는다.

에스키모의 식단에는, 탄수화물이 약 3퍼센트로 아주 적게 포함된 반면, 단백질은 43퍼센트로 높고 지방(생선)은 54퍼센트로 매우 높다. 유럽과 미국에서 단백질 섭취는 약 20퍼센트, 지방과 탄수화물 섭취는 각각 약 40퍼센트이다. 단백질과 지방은 최상의 만족감을 주고 설탕과 같이 중독되지 않는다. 설탕은 자꾸 더 많이 먹도록 유혹하는 반면 지방은 만족감을 준다. 지방, 설탕과 탄수화물을 함께 먹게 되면, 지방이 주는 포만감을 해칠 수 있다.

체지방과 체중 감소를 위해 최상의 효과를 얻기 위해서는, 꾸준히 오메가-3를 복용하고 매일 걷기와 같은 적당한 운동을 규칙적으로 해야 한다. 설탕, 사탕, 쿠키, 패스트리, 흰 빵, 감자, 파스타, 흰 쌀밥과 같은 탄수화물과 청량음료, 요거트, 과일주스와 같이 단맛이 나는 음료를 줄여야 한다. 대신 적당한 양의 생선, 소고기, 닭고기, 칠면조, 기름기 없는 스테이크, 달걀, 통밀빵, 사과, 배, 오렌지, 그리고 콜리플라워, 콩, 피망, 완두콩, 병아리콩, 렌즈콩, 토마토와 같은 녹색, 적색 채소를 추천한다. 매일 1파운드의 과일과 채소, 1/2데시리터의 콩과 식물들(완두콩, 콩 또는 렌즈콩)을 주당 2~3회 분량의 생선과 함께 먹으면 좋다.

　탄수화물을 섭취하면 혈당(혈당지수, glycemic index)을 급격히 올려 인슐린 수치를 증가시키고, 지방 연소를 저해한다. 탄수화물은 체내에서 지방으로 전환된다. 한편 단백질을 섭취하면 글루카곤(glucagon)이 증가하는데, 이는 지방 연소를 촉진한다. 거기에 단백질과 같이 오메가-3는 근육량을 늘리는 데 기여한다. 근육량이 많을수록 지방 연소가 더 많이 일어난다.

식단에서 단백질과 탄수화물의 비율은 중요하다. 단백질/탄수화물의 비율이 높으면 글루카곤/인슐린 비율이 높고, 이는 오메가-6 지방산인 아라키돈산의 형성을 감소시키기 때문에 인체에 유익하다. 아라키돈산은 염증을 일으키는 에이코사노이드의 근원일 뿐만 아니라 오메가-3의 체중 감소 효과를 저해한다.

체중을 줄이기 위해 오메가-3를 증량하려면, 단백질 섭취를 늘리고 탄수화물 섭취는 줄여야 한다. 탄수화물/단백질의 비율이 높으면 오메가-3의 체중 감량 효과가 떨어질 수 있다. 식단에서 탄수화물/단백질 비율이 높으면 체내 인슐린이 증가하여 지방 축적을 증가시키고 오메가-3의 지방 연소 효과를 방해한다.

로버트 애트킨스(Robert Atkins) 박사의 다이어트 건강서적은 수백만 부가 팔렸다. 애트킨스 박사에 의하면, 매일 탄수화물을 30그램 미만으로 섭취하면 체중을 줄일 수 있고 원하는 만큼 지방을 먹을 수 있다고 주장한다. 수많은 사람들이 애트킨스 박사의 권고를 따르는 것이 놀랄 일은 아니다. 물론 다이어트가 정말 효과가 있고 부작용이 없는지는 잘 검토해봐야 한다.

내과의사인 애트킨스는 식습관(애트킨스 다이어트)의 효과에 대해 과학적 연구를 하지 않은 것으로 보인다. 최근 수년간 다른 연구들에서 이 개념을 임상 연구로 시험했는데 애트킨스 박사가 권한 식사가 6개월 후 실제로 대부분의 내과의사와 영양사가 권고한 보통의 저지방, 저칼로리 식사보다 체중 감소에 더 나은 결과를 보였다. 하지만 안타깝게도 이러한 체중 감소가 지속되지 않았으며 12개월 후에 애트킨스 다이어트와 저지방 다이어트 사이에는 별다른 차이가 없었다.

애트킨스 박사의 이론에 따르면, 인체 내 지방과 단백질 대사가 탄수화물 대사보다 더 많은 칼로리를 요구한다고 주장했다. 하지만 이것은 부정확하다는 것을 보여주었다. 대신 탄수화물 제한식이는 맛이 덜하여, 식욕을 감소시켜 칼로리를 줄이도록 하는 메커니즘으로 해석된다. 거기에 단백질과 지방은 탄수화물보다 포만감을 더 주기 때문에 자연히 탄수화물 섭취가 줄어들게 되는 것이다.

하지만 큰 문제는 다이어트가 결국 체중 감소를 일으키는지와 어떠한 부작용이 있는지를 알 수 없다는 것이었다. 연구들은 2년 이상 진행된 애트킨스 다이어트가 혈중 지질농도에 악영향을 주어 불규칙한 심장박동의 위험을 증가시킬 수 있다는 걸 보여주었다.

나아가 다이어트를 하는 사람들은 과일, 채소와 통밀 빵을 적게 먹은 결과 변비와 두통을 호소했다. 이같이 건강에 좋은 음식을 적게 섭취하면, 최악의 경우 심장질환과 암에 걸릴 수 있다. 여러 가지 불확실성을 따져보고 더 많은 연구가 수행될 때까지 적어도 장기간 애트킨스 다이어트를 따르는 것은 고려해봐야 한다. 비록 애트킨스 박사는 고인이 되었지만, 나는 몇 년 전 미국에서 열린 의학 컨퍼런스에서 그의 주장을 경청할 기회가 있었다. 그때 나는 애트킨스 다이어트를 장기간 수행할 경우 과연 안전할지 매우 의심스러웠다.

하지만, 과일과 채소를 제외하고 특히 설탕과 같은 특정 탄수화물의 섭취를 줄이는 것은 인체에 크게 해가 되지 않는다. 대개 과체중인 사람들에게 지방 연소를 증가시키기 위해 생선이나 달걀 같은 단백질 섭취를 늘리고 오메가-3를 보충하도록 권고하여, 체중 조절에 유익하고 지속적인 효과를 보여왔다. 또한 규칙적인 운동을 통해 칼로리 소비를 증가시키는 것이 매우 중요하다.

때때로 추천되는 다른 다이어트는 딘 오리시(Dean Orhish) 박사의 지방 제한 다이어트이다. 지방 제한 다이어트뿐 아니라 애트킨스 다이어트, 낮은 혈당지수 다이어트는 모두 너무 불균형적이다. 건강한 다이어트는 반드시 균형이 맞아야 한다! 몇 년 전에 오리시 박사와 애트킨스 박사 사이의 토론을 본 적이 있는데, 양쪽 모두 너무 단정적이라고 느꼈다. 하지만 두 사람 모두 오메가-3의 열렬한 옹호자라는 점은 긍정적이다.

오메가-3 섭취를 증가시킬 때에는, 설탕, 청량음료, 전지우유의 포화지방, 크림, 지방을 함유한 고기와 음식의 섭취를 줄이고, 걷기, 수영, 학교나 헬스클럽에서 운동과 조깅 등 규칙적인 운동을 병행해야 한다.

과체중 환자들과 상담하는 동안, 환자들이 가지고 있는 체중감량 정보가 불충분하다는 사실을 알게 되었다. 나의 조언을 엄격하게 따랐는데도 불구하고 체중이 감소하지 않았다고 불평하는 환자가 있었다. 운동을 시작했고 채소와 과일을 먹으며 어유를 섭취했다. 유지방 우유와 육류뿐 아니라 설탕, 흰 빵과 쿠키들도 절제했지만 체중은 전혀 줄지 않았다고 했다. 좀 더 이야기를 나눠보니 그 환자는 매일 달콤한 레모네이드를 4병씩이

나 소비하고 있었다. 레모네이드를 끊고 나자 환자의
체중은 예상대로 줄어들었다.

　4가지 다이어트에 대한 비교연구는 2005년 미국 의
학잡지 JAMA(The Journal of the American Medical
Association)에 수록되었다. 애트킨스 박사의 탄수화물
제한 다이어트(매일 탄수화물 20그램만 섭취), 오리시 지
방 제한 다이어트(지방으로부터 칼로리의 10퍼센트만 섭
취), 웨이트와처스(Weight Watchers, 다이어트 제품과
프로그램을 서비스하는 미국 브랜드―옮긴이)의 칼로리
제한 다이어트(매일 약 1,400칼로리 섭취), 그리고 존 다
이어트(영양소의 비율을 탄수화물 40퍼센트, 지방 30퍼센
트, 단백질 30퍼센트로 권장한다. 한때 데미 무어, 조디 포
스터, 제니퍼 애니스톤 등 할리우드 배우들이 열광했다―
옮긴이)가 그것이다.
　이 연구에 참가한 남성 평균 체중은 106킬로그램, 여
성은 93킬로그램이었다. 1년 후 체중이 2.1~3.3킬로그
램 정도만 감소했는데 이는 내게 그리 놀랄 일은 아니었
다. 내게 오는 환자들도 이러한 부류의 다이어트를 한
후 거의 비슷하게 빈약한 결과를 보였던 것이다. 모두

너무 극단적이다. 다른 그룹에서 연구대상자들의 거의 절반이 그 연구에서 낙오된다는 사실로도 알 수 있다.

환자를 치료하면서, 탄수화물을 제한하면 중성지방이 줄고 HDL 콜레스테롤이 증가하는 반면, 포화지방을 제한하면 LDL 콜레스테롤이 감소한다는 사실을 알아냈다. 비슷한 결과가 이 보고서에서도 발표되었는데, LDL 콜레스테롤 수치가 증가하는 과체중 환자에게는 특별히 포화지방을 조심해야 하고, 중성지방 수치가 높거나 HDL 수치가 낮은 과체중 환자들은 탄수화물을 경계해야 한다는 나의 권고사항을 뒷받침해주고 있다.

균형 잡힌 오메가-3 다이어트

환자들 또한 지금까지 시중에 소개된 다이어트 방법은 대개 영양소가 너무 불균형하여 실천하기가 어렵다고 생각했다. 그리하여 다이어트를 시도해 보려는 많은 환자들에게 결국 환영받지 못했다. 그래서 참가자들이 심각한 불편 없이 실천할 수 있는 간편하고 균형 잡힌 맞춤형 다이어트가 나와야 한다. 바람직한 대안으로 '균형 잡힌 오메가-3 다이어트(The Balanced Omega-3 Diet)'를 제안한다. 매일 어유와 함께 과일과 채소, 생선을 많이 먹는 것이다. 특히 정어리, 고등어, 청어나 연어 같이 기름기 많은 생선과 그 밖에 다른 생선도 좋다. 그리고 적절한 운동도 규칙적으로 병행해야 한다. 혈중 지질농도에 따라 탄수화물과 (혹은) 포화지방의 섭취도 역시 제한할 수 있다.

'균형 잡힌 오메가-3 다이어트'로 체중과 혈중 지질 농도 조절에 지속적인 효과를 내어 결과에 만족하는 환자들을 더 보아왔다. 환자들에게 주는 중요한 메시지는, 체중 감소에 있어서 모든 형태의 지방이 위험한 것은 아니며, 오늘날 우리 사회에는 특별히 설탕과 같은 탄수화물이 너무 많이 소비되고 있다는 것이다.

몇 가지 조언을 덧붙이자면 다음과 같다. 전지우유, 크림, 지방 함유량이 높은 치즈와 지방을 함유한 고기와 음식물, 감자튀김과 프렌치프라이 등과 같은 포화지방이 많이 포함된 제품들을 주의해야 한다. 설탕과 콘플레이크, 주스, 탄산음료와 요거트와 같은 설탕이 함유된 제품을 조심하라. 물을 많이 마시고, 과일음료나 주스, 갈증을 푸는 음료와 같은 탄산음료를 먹지 않아야 한다.

나아가 콩과 식물, 생선, 순살코기, 닭고기나 칠면조

고기 같은 단백질이 풍부한 식품을 먹어라. 식간에는 간식을 먹기 전에 한번 생각해보는 것도 중요하다. 이 쿠키, 샌드위치나 패스트리를 지금 먹어도 될까? 또는 대신에 과일이나 당근을 약간 먹을까? 아니면 아예 먹지 않을까? 아니면 물 한 잔만 마실까? 또한 쇼핑을 하러 가기 전에는 쇼핑 목록을 작성하고, 목록에 없는 제품은 사지 말고 건강에 해로운 식품은 충동구매 하지 않아야 한다. 집안에 사서 쟁여놓지 않으면, 먹지 않는 것은 세상 쉽다.

집에 체중계가 없다면 당장 하나를 사서 매일 아침 체중을 재라. 매일 재다 보면 체중 감소와 증가의 원인을 알게 된다. '매월 1킬로그램씩 줄인다'와 같이 체중 감소에 대한 중간 목표를 세워라. 점심을 충분히 먹어라. 가능하면 따뜻한 음식을 먹으면 더 나은 만족감을 줄 것이다. 저녁에 너무 많이 먹지 마라. 저녁에 섭취한 칼로리는 운동으로 소비되지 않고 인체에 지방으로 저장된다. 천천히 꼭꼭 씹어 먹어라. 녹색 샐러드와 물로 식사를 시작하라.

미국에서 비만 문제는 저지방 제품이 시장에 출시됨과 동시에 현저하게 증가했다. 저지방 제품에는 설탕이

고함량 포함되어 있어서, 저지방 제품이 등장하고 나서는 탄수화물 섭취도 증가했다. 지방과 설탕 모두 맛을 좋게 한다. 저지방 제품은 지방이 제거된 대신 안타깝게도 설탕으로 대체되었다. 저지방 제품을 사기 전에는 주요 성분 목록을 주의 깊게 읽어야 한다.

걸어라! 엘리베이터 대신 계단으로 오르내리고, 차 대신에 자전거를 사용해라. 고향에서는 자전거를 많이 탄다. 나는 차를 거의 사용하지 않는다. 많은 사람들이 그렇게 한다. 토요일에는 주차공간보다 시내에서 자전거를 세워두기 위한 자리를 찾는 게 더 어렵다. 오히려 육체 노동자가 아니라면 하루 1시간씩 비워 두고 매일 하는 일상적인 동작 외에 신체 활동을 해야 한다.

에스키모인뿐만 아니라 석기시대인으로부터도 인류는 많은 지식을 전달받았다. 그 당시 식탁에는 단백질이 더 풍부했고 고기, 생선, 과일과 채소가 주를 이루었다. 오메가-3 수치 또한 높았고 반면 옥수수와 유제품은 존재하지 않았다.

미국에서 성인의 30퍼센트가 과체중이고 이러한 비율은 1980년에 비해 2000년에는 두 배가 되었다. 건강관리 비용은 과체중과 직접 연관되어 있고, 1995년에

52조 달러였던 비만 관련 비용이 2003년에 75조 달러로 증가하였다. 미국인들은 일상적으로 차를 타고 다니고, 자전거를 타지 않고 걷지도 않는다. 패스트푸드 회사는 더욱 놀라운 상품을 내놓고 고객들은 감미료가 첨가된 식품과 음료에 익숙해졌다. 건강에 가장 해로운 적들은 설탕을 함유한 음료이다.

음료 안에 든 설탕은 탄산음료와 마찬가지로 특히 어린이들 사이에서 과체중과 비만의 원인이다. 매일 레모네이드를 1리터씩 마시면 매주 1킬로그램씩 체중이 늘어난다. 설탕은 식욕을 촉진하여 하루 종일 간식을 입에 달고 있게 하고, 인슐린을 분비시켜 체내에 지방 축적을 증가시킨다. 간에서 설탕이 지방으로 전환하기 때문에 중성지방과 혈중 지질농도 또한 증가한다. 맥주, 와인, 알코올 도수가 높은 주류는 성인들에게 체중 증가의 흔한 원인이다. 알코올 함유 음료가 식욕을 돋워 다른 음식을 섭취하게 한다는 사실은 제쳐두더라도, 음료 그 자체만으로도 칼로리가 매우 높다.

한편 소량의 알코올은 심혈관질환의 위험을 증가시키는 것으로 보이지 않는다고 알고 있지만, 오히려 정반대이다. 심장에 대한 알코올의 손상효과 곡선은 U자모양을 하고 있는 듯하다. 술을 전혀 마시지 않는 사람은 적당히 마시는 사람보다 위험해 보이며 지나치게 마시는 사람은 훨씬 더 위험하다.

알코올을 적당히 마시면 심장에 긍정적인 효과를 미친다는 주장의 이면에 깔려 있는 메커니즘이 자세히 설명된 적은 없다. 몇몇 연구들에서 이러한 효과가 있는 것은 맥주나 알코올 도수가 높은 주류가 아니고 주로 와인이었다. 이러한 이유로 오랫동안 와인에는 심장을 보호하는 항산화제가 들어 있다고 생각해왔다.

하지만 최근 몇몇 덴마크인의 연구에서 아주 다른 결과를 보여주었다. 즉 와인을 마실 때 곁들여 생선을 많이 먹는다는 것이다. 사실 생선의 소비가, 와인의 섭취와 심혈관질환의 위험 감소 사이에 연관이 있는 것으로 설명할 수도 있다는 것이다. 그래서 와인을 마시는 사람들 사이에서 심장을 보호하는 효과의 원인은 와인 자체가 아니라 생선의 섭취로 보인다는 것이다.

다른 지역과 마찬가지로 스웨덴 사람들도 점점 더 비만해졌다. 9백만 명 중 250만 명이 과체중이다. 이들 가운데 50만 명은 비만으로 고통 받고 있다. 이들의 체질량지수(BMI, body mass index)가 30을 넘는데, 허리치수가 남성은 102센티미터, 여성은 88센티미터 이상이라는 뜻이다. 허리치수가 남성은 94센티미터, 여성은 80센티미터를 넘으면, 건강상 유해한 것으로 판단한다. 체질량지수가 25와 30 사이라면 과체중으로 진단한다. 체질량지수는 쉽게 알 수 있다. 체중(kg)을 키(m)의 제곱으로 나누면 된다.

체중을 줄이려면 다음의 몇 가지 조언에 귀를 기울여라. 한 접시에 담을 양만큼 먹는 것을 규칙으로 정하라. 식사 때마다 항상 물을 마셔라. 매일 적어도 2개의 사과를 먹어라. 식간에 배고플 경우를 대비해서 집에 포도나 당근을 사다 두어라. 샐러드와 토마토, 콩, 렌틸콩과 완두콩을 많이 먹어라. 주말에 오래 걷기에 도전하고, 텔레비전 앞에는 운동용 자전거를 준비해 두어 규칙적인 운동 방법을 찾아라. 리모컨을 사용하지 말고 걸어가서 전원을 켜고 끄면 1년에 1킬로그램씩 체중을 줄일 수 있다. 일상생활 속에서 칼로리 소비를 늘리고 건강을 증진시킬 수 있는 소소한 방법들은 찾으면 생각보다 많이 있다.

일주일에 적어도 2번씩 생선을 먹어라. 간단한 운동

프로그램으로 하루를 시작하고 마쳐라. 매일 아침 적절한 아침식사를 해라. 거기엔 한 스푼의 어유를 같이 먹어라. 사탕을 멀리하고 대신 초콜릿 바를 사라. 가급적 코코아 함유량이 높고 설탕이 적은 짙은 색 초콜릿을 한 달에 한 번이나 몇 번 먹어라. 되도록 자동차 대신 자전거를 애용하라(유럽보다 미국에서 조금 더 어려울 것이다).

이 조언은 내가 45년(2006년 현재)간 내과의사로 지내면서 과체중으로 고민하는 환자들에게 성공을 가져다준 방법이다. 매년 나는 환자들로부터 새로운 것을 배우고 있다. 환자들의 성공과 실패담이 과체중과 체중 감소에 대해 근본적인 해답을 주고 있다.

15장

여성과 오메가-3

오메가-3 지방산은, 인체 모든 세포에 중요한 초석이고, 특히 여성들에게 생기는 다양한 질병의 예방과 치료에 큰 역할을 하는 국소 호르몬인 에이코사노이드의 원천이다. 오메가-3는 여성에게 영향을 주는 가장 흔한 신체 기능의 장애 중 몇 가지에 특히 대단히 중요하다.

월경곤란은 부인과에서 가장 흔한 질환이고 여성의 50퍼센트와 관련이 있다. 월경곤란의 뒤에 가려진 메커니즘은 다양한 에이코사노이드 호르몬 간에 균형이 깨진 것이다. 오메가-3에 의해 생성된 혈관을 확장시키는 항염성 에이코사노이드와, 오메가-6에 의해 생성된 혈관을 수축시키는 염증성 에이코사노이드 사이의 비율이 너무 낮은 것이 문제다. 이러한 균형이 깨진 결과, 혈관이 수축되고 자궁에 경련이 일어난다.

월경곤란이 뚜렷한 여성은 오메가-3의 섭취가 특히 저조하다고 밝혀졌다. 오메가-3의 섭취를 증가시키면 이러한 장애 증상이 완화될 수 있다. 월경통을 가진 여성은 이부프로펜과 같은 소염진통제를 먹든 안 먹든, 천연 항산화제를 함유한 안정된 천연 어유를 5~10밀리리터를 섭취함으로써 증상을 개선할 수 있다.

또한 때때로 소염제에 의해 유발된 위장문제도 어유를 섭취함으로써 감소할 수 있음이 관찰되었다. 소염제는 위장에 유익한 에이코사노이드인 프로스타시클린(강한 혈관확장제, 혈소판 응집억제제)의 수치를 감소시키고, 유익하지 않은 에이코사노이드인 류코트리엔 B_4를 증가시킨다. 안정된 천연 어유가 소염제의 2가지 부작용을 저지할 수 있다는 것을 발견했다.

50년 전만 해도 산아제한에 힘을 기울였는데, 지금은 상황이 역전되어 불임이 사회적인 문제로 대두되고 있다. 불임의 원인 중 1가지는 만혼과 그에 따른 출산의 지연이다. 다른 이유는 식습관의 변화로 인해 오메가-3

의 섭취가 감소했고 이에 따라 유발된 에이코사노이드의 불균형 때문으로 파악된다.

불임 여성의 자궁에서는 종종 혈류가 감소한다. 혈관을 확장하는 호르몬인 프로스타사이클린과, 오메가-3를 함유한 보충물로 혈관을 수축하는 트롬복산 사이의 비율 증가는, 자궁에서 혈류를 증가시키고 난임 여성에게 임신 가능성을 높여준다. 매일 5~10밀리리터의 천연 어유를 섭취하는 것은 적절한 처방이다. 안정된 천연 어유는 부작용이 없고 가임기 여성의 임신 가능성을 높일 수 있는 새로운 흥미로운 방법일 수 있다. 물론 어유가 다이옥신과 PCB(폴리염화비페닐)와 같은 환경 독소를 함유하지 않아야 한다.

임신 중에 오메가-3의 섭취는 진통과 관련된 에이코사노이드 간의 균형에 유익한 영향을 주어 조산의 위험을 감소시키고, 임신 기간을 늘리고 태아의 체중을 증가시킬 수 있다. 또 태반에 혈류를 증가시켜 태아의 성장을 도와줄 수 있다. 임신과 수유 기간 중에 오메가-3의 섭취는 아기의 두뇌 발달에도 중요한 영향을 끼친다.

임신 30주에서부터 어유를 섭취하면 조산 위험을 40~50퍼센트 낮추고 임신기간을 5일 정도 늘려주며 출산시 태아의 체중을 100그램 더 늘려준다. 또한 오메가-3가 임신중독증, 산후우울증, 폐경기 문제, 폐경 후 골다공증, 그리고 유방암을 예방하는 데 도움을 준다는 증거들이 있다.

높은 중성지방 수치는 특히 여성의 심혈관질환과 관련 있다. 오메가-3가 중성지방에 강력한 영향을 주기 때문에, 오메가-3 섭취를 증가함으로써 여성은 많은 이점을 얻을 수 있다. 특히 호르몬 치료 중인 여성에게 중요한데, 호르몬 치료를 받으면 중성지방 수치가 올라가 심혈관질환의 위험을 증가시킬 수 있기 때문이다.

몇몇 연구들은 높은 혈중 중성지방 수치가 특히 여성 노인들의 심혈관질환에 매우 위험한 요인이 될 수 있다고 지적하고 있다. 5만 명 이상을 대상으로 한 연구조사에서, 중성지방이 1마이크로몰(mmol/L) 증가하면 심혈관질환이 남성은 32퍼센트 증가하고 여성은 적어도 76퍼센트 증가한다고 한다. 여성에게서 중성지방 수치가 0.94마이크로몰(mmol/L)을 넘게 되면, 심혈관질환으로 인한 사망 위험이 증가하는 것으로 나타났다.

오메가-3를 함유한 어유에는 중성지방을 낮추는 강력한 효과가 있기 때문에 특별히 여성은 오메가-3를 섭취함으로써 많은 이점을 얻을 수 있다. 오메가-3는 HDL 콜레스테롤을 증가시키고 LDL 입자를 순수하고 크고 밀도가 낮은 입자(A형)로 변환시킨다.

중성지방 수치가 중간 정도로 증가한 여성에게 안정된 천연 어유를 매일 5밀리리터씩 공급하였더니 탁월한 효과가 나타났다. 중성지방 수치가 꽤 높은 여성에게, 특히 증상이 초기일 때는 매일 10밀리리터의 어유가 필요하다. 8만 명 이상의 여성 간호사를 대상으로 한 연구는 흥미롭게도 오메가-3 섭취가 심혈관질환의 위험을 감소시키는 것과 관련되었음을 보여준다.

오메가-3 조제물의 품질은 중요하다. 인체 내에서 과산화지질(지방 산패)을 유발하지 않도록 항산화제 함량이 적절해야 하고, 다이옥신과 PCB(폴리염화비페닐) 등과 같은 환경 독소의 양이 공식적인 안전 기준치보다 현저하게 낮아야 한다. 이것은 임산부와 모유 수유 중인 산모에게 특히 중요하다.

몇몇 연구들은 임산부와 영아 들 사이에서 오메가-3 섭취량이 종종 권고량에 상당히 못 미치고 있음을 보여준다. 다음 장에서는 어린이와 오메가-3에 대하여 설명할 것이다.

16장

어린이와 오메가-3

최근 어린이 건강과 관련하여 오메가-3 섭취에 대한 중요성을 보여주는 많은 보고서들이 발간되었다. EPA와 DHA 모두 어린이의 성장발달에 필요하다. 오메가-3를 함유한 생선의 섭취가 지난 세기 동안 대폭 감소했기 때문에, 현재와 같은 낮은 수준으로부터 오메가-3의 섭취를 늘려가는 것은 어린이에게 매우 중요하다.

　몇몇 조사들은 모유를 먹은 어린이들이 일반 분유를 먹은 어린이들보다 문제해결능력이 뛰어나고 IQ가 높다는 것을 보여주었다. 이 원인 중 하나는 영아용 조제분유에는 오메가-3 지방산, 특히 두뇌 조직에 중요한 지방산인 DHA가 부족하기 때문인 것으로 생각된다.

출생 후부터 4개월까지 조제분유에 오메가-3를 첨가하면, 아기가 10개월이 되었을 때 문제해결능력이 증가한다는 것이 최근에 관찰되었다. 사용된 방법은 '3단계 문제해결 테스트'인데, 이 실험 결과는 어린 시절 후반의 IQ와 상호연관이 있음을 보여왔다.

생후 4개월간 DHA와 아라키돈산을 함유한 보충제를 섭취하면, 18개월이 될 무렵 정신 발달이 향상되었다. 이러한 향상은 DHA 수치와 상호연관된 것이지 혈중 아라키돈산 수치와 관련된 것은 아니다.

하지만 몇몇 다른 연구들은 유사한 긍정적인 효과를 보여주지 않았다. 특정 조건에서 고농축 불포화지방산 보충제가 오메가-3의 긍정적인 효과를 감소시키거나 저해할 수 있는 결함이 생겼고, 조제물에서 항산화 성분이 결핍되어 생성된 과산화지질(지방 산패)이 세포 손상의 위험을 증가시켰기 때문에, 몇몇 연구에서 개선이 일어나지 않았다고 설명한다. 하지만 우리는 더 많은 연구를 해야, 단지 특정 연구들에서만 오메가-3의 긍정적인 효과를 보여준 이유가 무엇인가를 알 수 있다.

모유에는 아기에게 필요한 고도로 농축된 리놀레산

이 함유되어 있다. 모유에 있는 중성지방은 대개 1개의 장쇄지방산을 포함한다. 반면 특정 시험적 치료에 사용된 중성지방은 3개의 장쇄지방산을 포함하고 있는데, 이런 형태의 지방산은 산화에 매우 민감하다. 몇몇 연구에서 제대로 효과를 보지 못한 것은 아마 시험에 사용된 제품에 EPA가 부족하고, 아라키돈산과 DHA가 부적절한 비율로 배합된 것을 사용했기 때문일 수 있다.

임신 중에 임신부가 오메가-3를 섭취하면 출생 후 아기의 발달에 영향을 미칠 수 있다. 그래서 임신 중 오메가-3를 함유한 어유 보충제의 섭취는 중요하다. 안타깝게도 기름진 생선은 이따금 환경 오염물질을 포함하고 있어서, 어유 보충제가 필요하다. 어유 보충제는 오염물질을 제거하고 검사를 거치고 안정적이어야 한다.

임신 후 우울증을 겪는 임신부들은 생선을 잘 먹지 않고, 산후우울증이 없는 산모들보다 모유에 오메가-3 수치도 낮다는 사실이 알려졌다. 모체의 DHA 수치는 임신 기간 중 절반으로 줄어들 수 있고 그 수치는 아기의 생후 6개월까지 회복되지 않는다.

주의력결핍 과잉행동장애(ADHD)는 하나의 활동에서 다른 활동으로 자주 건너뛰고, 마무리되지 않은 활동, 그리고 지속적으로 가만히 있지 못하고 뛰어오르고 달리는 과잉행동으로 특징지어진다. 여자아이보다 남자아이들이 ADHD 때문에 더 고통을 받는다. 남자아이들은 또한 여자아이들보다 오메가-3의 결핍에 더 민감하다. 어린이들 가운데 20퍼센트 가까이가 가벼운 정도로 ADHD 및(또는) 난독증을 겪고 있다고 판단된다.

ADHD를 가진 어린이들은 종종 DHA, EPA와 아라키돈산의 혈중 수치가 낮다. ADHD와, 이와 밀접하게 관련된 난독증의 원인은 아마도 여러 가지 있겠지만, 이와 같은 지방산의 결핍이 몇몇 경우에서 적어도 역할을 했을 것이다. 지방산으로 치료하는 것은 매력적인데, 최근에 사용된 약물치료와는 달리 부작용이 없기 때문이다.

ADHD와 난독증을 가진 어린이는 갈증을 자주 겪고, 피부와 머리카락이 건조하며 손톱이 잘 부러지는 등 오메가-3 결핍 증상을 겪고 있다. DHA와 EPA를 위주로 하고, DHA와 EPA, 아라키돈산을 조합한 치료는 어린이들의 ADHD 증상을 줄이고 지방산 패턴을 정상화시킨다. 대조적으로 DHA만 사용했을 때는 어떠한 효과도 없었는데 이는 EPA도 함께 필요하다는 것을 설명해

주고 있다.

난독증은 세포막에서 지방산을 제거하는 효소가 과다한 활동을 한다는 증거이다. 이러한 과다 활동은 EPA에 의해 억제된다. 난독증을 가진 8～12세의 어린이에게 어유와 소량의 달맞이꽃 종자유를 복용하게 했더니 읽기, 학습하기, 기억하기 및 집중하기와 같은 증상이 개선되었다.

천식 역시 에스키모인에게 매우 드문데, 에스키모인의 식사에 많은 양의 오메가-3가 함유되어 있기 때문이다. 생선 섭취는 천식 증상을 호전시킬 수 있다. 천식이나 알레르기성 습진을 가진 어린이는 혈액에서 오메가-3가 낮은 수치를 보였다.

최근, 어린이의 천식에 오메가-3를 함유한 어유를 사

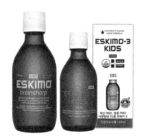

저자인 톰 살덴 박사가 개발한
안정된 천연 어유 제품 에스키모-3

용하여 효과를 거둔 매우 흥미로운 연구가 발표되었다. 과민증(알레르기 유발 항원) 유발과 다양한 식습관 문제로 인해 변화하는 환경의 영향을 최소화하기 위해, 이 연구는 매우 오랫동안 병원에서 치료를 받는 어린이들을 대상으로 행해졌다. 어린이들은 매일 체중당(kg) EPA 20밀리그램과 DHA 10밀리그램을 함유한 어유를 각각 제공 받았다. 그 복용량은, 어린이를 위해 개발된 안정된 천연 어유인 '에스키모-3 키즈'를 섭취한 후 얻어진 EPA와 DHA 양과 일치한다.

　어유를 제공 받은 어린이 그룹에서 6개월 후에 천식이 현저하게 개선되었지만, 올리브유를 제공 받은 그룹에서는 어떠한 변화도 일어나지 않았다. 어유의 효과에 대한 근본적인 메커니즘은, 어유가 특정 염증을 일으키는 물질의 발산을 억제했기 때문일 수 있다. 또한 EPA와 DHA의 결핍은, 감염 기질을 증가시키는 원인이 되었다고도 말할 수 있다. 게다가 종종 기침을 하거나 감기에 걸린 어린이들에게 오메가-3 섭취를 증가시켜서 증상이 좋아지는 것을 목격하곤 한다.

　이러한 연구들에서는 어린이용으로 특별 조제된 조제물이 사용되었다. 그것은 EPA와 DHA를 주성분으로,

오메가-6와 오메가-9, 그리고 비타민 D와 비타민 E를 부성분으로 함유하였다. 특별히 조제된 어린이용 오메가-3는 성인을 위한 안정된 천연 어유, 즉 '브레인샤프'와 동일한 형태를 포함하였는데, 성인용 오메가-3는 수년간 많은 임상연구에 사용되어 온 것이다. 천연 어유의 안정성은, 뇌에서 DHA의 흡수와, 학습능력과 기억력에 중요한 효소 활성에도 중요하다는 것을 보여주었다.

오메가-6는 리놀레산으로 공급되었는데, 이것은 모유에 많이 농축되어 있다는 게 밝혀졌다. 키가 작은 어린이들에게서는 리놀레산으로부터 아라키돈산이 생성될 수 있다는 것을 보여주는 한편, 키가 작은 어린이들은 알파리놀렌산을 EPA와 DHA로 변환하는 능력이 결핍되는 것으로 보인다. 오메가-9은 건강한 지중해식 식단의 효과에 중요하다고 생각된다. 오메가-9은 또한 유독한 활성산소로부터 세포를 보호하는 것을 돕는다. 비타민 D와 오메가-3는 성장기 어린이의 정상적인 골격 발달에 필요하다. 노르웨이에서는 아주 어린 아이에게도 어유를 섭취하게 하는 오랜 전통이 있다. 일찍이 생후 4주가 되면 영아기 때부터 어유를 먹이기 시작한다.

최근의 흥미로운 연구가 덴마크에서 수행되었다. 이

연구에는 1~15세(평균 7.5세)의 어린이 113명이 참여하였는데, 그 가운데 여자아이가 60명, 남자아이가 53명을 차지했다. 62명의 어린이가 8세 미만이고 51명은 8~15세였다. 어린이들은 4개월간 매일 어린이용 안정된 천연 어유를 5밀리리터씩 제공받았다. 초기 결과, 종종 재발되는 목과 상기도에 감염을 가진 어린이 중 69퍼센트가 증상이 개선되었고 습진을 가진 어린이 중 65퍼센트가 개선되었다. 또한 피부가 건조한 어린이 중 78퍼센트가 개선되었고, 자주 감기가 재발하는 어린이 중 60퍼센트가 좋아졌다. 또한 귀에 문제가 있는 어린이들은 모두 증상이 개선되었음을 보여주었다.

이 연구에서 흥미로운 점은, 종종 감기를 앓고 상기도에 감염이 재발되는 어린이들이 연구를 시작할 당시, 다른 어린이들보다 식단에 EPA와 DHA 함유량이 매우 낮았다는 것이다. 그런데 어유를 섭취한 후부터는 그 어린이들이 동일한 병에 거의 걸리지 않았다.

이것은 오메가-3가 결핍되면 면역력이 떨어지고, 어린이용 안정된 천연 어유를 섭취한 후에는 이런 증상들이 개선되었음을 알려준다. 이것은 특별한 항체인 면역 글로불린(IgG$_2$)의 증가로 인한 것일 수도 있는데, 이것은 오메가-3가 어린이의 면역력을 증강하고 감염이 재발하지 않도록 하는 데 대단히 중요한 역할을 한다는 것을 보여준다.

나아가 학습능력과 기억력의 개선이 확인되었다. 기억력 문제를 가진 어린이 중 58퍼센트에서, 수학과목에 학습 문제를 가진 어린이 중 70퍼센트에서 개선이 관찰되었다. 혈중 오메가-3 총량이 56퍼센트로 증가했고, EPA가 138퍼센트, DHA가 56퍼센트로 증가했다. 이러한 연구 결과들은 오메가-3의 섭취가 어린이의 전반적인 건강에 매우 중요한 영향을 미친다는 것을 설명하고 있다.

다른 연구에서는 9개월 된 94명의 영아가 참여했다. 3개월간 안정된 천연 어유를 제공받은 영아들에게서 혈압과 중성지질이 감소했고 콜레스테롤이 증가했다. 콜레스테롤의 증가는 영아에게 유익할 수 있다. 이와 같은 현상은 모유 수유한 영아들에게서도 공통적으로 나타나고 있으며, 또한 노년기의 낮은 콜레스테롤과 연관되어 있다. 적혈구에서 EPA는 400퍼센트, DHA는 거의 40퍼센트가 증가했다.

17장

편두통과 오메가-3

안정된 천연 어유를 사용한 지난 20여 년간, 나는 예상하지 못했던 효과들에 대해 전달받았다. 특히 여성 가운데에는 정기적으로 어유를 섭취한 후 편두통이 개선되거나 심지어 사라졌다는 보고도 있었다. 대개 어유를 섭취하기 시작한 지 3~4개월 후에 효과가 나타났고, 어떠한 이유로 도중에 섭취를 중단한 사람 가운데에는 몇 개월 후 다시 편두통이 시작됐다.

편두통은 뇌혈관의 긴장에 일시적인 변화가 일어나기 때문이다. 우리의 조사에서는 어유가 혈관 확장에 효과가 있으며, 이는 오메가-3가 편두통을 예방하는 1

가지 이유이리라는 것을 보여주었다.

편두통은 오메가-3를 즐겨 먹는 에스키모인에게는 매우 드문 증상이다. 몇몇 연구에서는 어유가 편두통을 예방할 수 있다는 것을 보여주었는데, 편두통의 공격 횟수와 강도가 모두 감소했다. 한 연구에서 참여자의 87퍼센트가 어유 섭취 후 편두통이 개선되었다. 다른 연구에서는 심한 편두통을 가진 사람에게서 편두통의 공격 횟수가 28퍼센트로 줄고 강도는 32퍼센트가 줄었다고 답했다.

하지만 모든 연구들이 그렇게 좋은 효과만을 보여준 것은 아니다. 어느 연구에서는 편두통 공격 횟수는 줄었지만 강도와 공격 시간은 대조군보다 더 나아지지 않았음을 보여주었다. 이것은 연구에 사용된 어유의 안정성이 불충분하였을 것이고 그 때문에 더 나쁜 결과를 보인 것이다. 여러 연구들 사이에 나타난 차이를 설명하기 위해서는 더 많은 연구가 필요하다. 어떤 연구들은 올리브유 섭취가 편두통을 개선하였다고 보고했다. 이것은 올리브유 섭취 후뿐만 아니라 카놀라유 섭취 후에도 세포에서 EPA와 DHA의 흡수가 개선된 것으로 설명할 수 있다.

오메가-3를 섭취하는 사람들은 반려동물에게 먹여도 효과가 있는지 종종 내게 질문을 던진다. 그에 대해서는 다음 장에서 이야기하도록 하겠다.

18장
반려동물과 오메가-3

지난 세기 동안 반려동물인 개와 고양이도 사람처럼 식습관이 유사하게 변화하여 고통을 받고 있다. 사람처럼 반려동물들도 오메가-3를 거의 섭취하지 못한 상태이고, 상업화된 동물 사료에도 이러한 지방산 함유량이 불충분하다. 고양이는 지방산 대사에 필요한 중요한 효소가 결핍되어 있다. 이는 생선을 통한 지방산의 보충이 필요하다는 것을 의미한다.

　안정된 천연 어유가, 반려동물들의 털과 피부, 관절에 유익한 효과가 있다는 것이 관찰되었다. 특히 나이든 개와 고양이 들에게는 말할 나위가 없다. 내가 오메가-3와 심혈관질환에 대해 강의할 때 이어지는 토론에서, 청중들이 그들의 반려동물에 대한 오메가-3의 긍정적인 효과에 대해 자발적으로 발표하는 것을 보았다. 관절 문제에 대해서는 그 효과를 특별히 언급한다.

경주마에게 오메가-3를 사용한 후 관절과 힘줄에 긍정적인 효과가 있었다는 보고도 가끔 있다. 경주마들은 힘줄에 염증이 생겨 종종 고통을 받는다.

나는 많은 사람들이 오메가-3의 결핍으로 고통받고 따라서 우리가 건강하게 지내기 위하여 이러한 매혹적인 지방산의 섭취를 늘려야 할 필요가 있다는 내용이, 내가 지금까지 언급한 말에서 확실한 증거로 다가갔으면 하는 바람이다. 다음 장에서 나는 우리가 어떻게 이 목표에 도달할 수 있는지를 설명할 것이다.

19장
오메가-3 섭취를 증가시키는 방법

이미 앞에 언급한 것처럼 오늘날 대부분의 사람들은 오메가-3의 섭취를 현저하게 증가시켜야 할 필요가 있다. 그렇게 하기 위한 가장 자연스러운 방법은 정어리, 고등어, 청어와 연어 같은 기름진 생선의 섭취를 늘리는 것이다. 나는 스스로 이러한 방법으로 오메가-3의 하루 필요량 일부라도 반드시 충족시켰다. 게다가 나는 생선을 매우 좋아해서 한 주에 한두 번은 연어와 청어, 혹은 작은 청어를 먹는다.

하지만 사람들은 생선을 좋아하지 않거나 요리하기가 어렵다고 생각한다. 또 양식 생선은 자연산보다 영양가가 없다. 경제적인 이유로 양식업자들은 사료에 채소를 섞는 바람에, 양식 생선에 오메가-3 함유량이 상당히 낮아졌다. 또한 자연산이든 특별히 양식된 것이든 기름진 생선 중에는 환경 독소를 종종 함유하고 있어서, 다른 방법으로 오메가-3 요구량을 충족해야 한다.

대안으로 액체로 된 천연 어유를 사용하는 것인데, 이것은 몇몇 나라에서는 천연 약물로, 다른 나라에서는 식품 보충제로서 사용 가능하다. 천연 어유에는 많아야 38퍼센트의 오메가-3 지방산이 포함되어 있고 그 외에 다른 중요하고 건강한 지방산이 포함되어 있다. 38퍼센트 이상의 오메가-3 지방산을 함유한 조제물은 화학적으로 변형된 것인데, 3가지 유형이 있다. 에스테르화 중성지방(interesterified triglycerides), 에틸 에스테르류, 그리고 자유 지방산으로 가용하다.

다른 연구에서 밝혀진 바로는, 천연 어유가 화학적으로 변형되고 농축된 기름보다 더 안정적이다. 천연 어유가 더 안정적인 이유 1가지는 F-지방산이라 불리는 특별한 지방산 때문인데, F-지방산은 단일 불포화지방산이고 5각의 퓨린(고리 안에 1개의 산소원자를 가진 헤테로 고리화합물−옮긴이) 고리를 포함하며, 천연 어유의 매우 중요한 구성물로서 항산화제 역할을 한다. 지금까지 14개의 지방산이 발견되었다. 지방산들은 어유를 농축하고 화학적으로 변형하는 조제 과정에서 상실되었다. 독일 연구가 Gerhard Spiteller 박사는 이러한 지방산들이 어유의 효과에 매우 중요하다고 믿고 있다.

내가 보기에, EPA와 DHA는 양날의 검으로 간주될 수 있다. 이것들은 항염물질의 원천으로서 독특한 구조와 성질이 낳는 중요한 긍정적인 효과를 갖는다. 한편 적절한 항산화제에 둘러싸이지 않았을 경우 이것들은 체내 콜레스테롤에서 악취를 일으킨다. 이것은 유익한 효과를 감소시키거나 심지어 제거할 수 있다.

천연 어유는 대구 간유와 맛이 다르다. 장년기 또는 노년기의 많은 사람들은 어린 시절에 먹었던 대구 간유가 그다지 좋은 맛이 아니었다고 기억하고 있어서, 천연 어유가 상당히 다른 맛이라는 것을 알지 못한다.

안타깝게도 사람들은 두 기름 사이의 차이점을 알지 못한 채 액체 어유를 섭취하는 데 주저할 수 있다. 우리는 많은 연구에서 안정된 액체형 천연 어유를 사용했는데, 대부분의 사람들은 맛이 꽤 괜찮고 먹는 데 문제가 없다는 것을 알게 되었다. 어떤 환자들은 액체 기름의 맛이 아주 좋아서 한 숟가락보다 더 많이 두 숟가락 이상을 먹고 싶다고 했다.

나는 냉장고에서 바로 꺼낸 차가운 어유를 티스푼 하나 정도 시리얼(섬유질이 많고 설탕이 적은)과 함께 매일 아침 먹는다. 환자들 중 10퍼센트 정도는 캡슐로 된 어유를 좋아한다. 이것은 좀 더 비싼 대체물인데 대부분의 사람들은 하루에 2번씩 0.5그램짜리 캡슐을 3개씩 먹는다. 캡슐을 선호하거나 캡슐을 여러 알 먹기 싫어하는 사람들 중 소수는 농축된 어유를 먹는다.

천연 어유가 포화지방산을 더 많이 함유하고 있다는 이유로, 가끔 천연 어유가 농축된 어유보다 덜 건강한 것이 아니냐며 해명을 요구하기도 한다. 그러나 천연 어유에 포함된 포화지방산의 양은 다른 음식에서 섭취하는 포화지방산의 양과 비교해볼 때 매우 적어서 무시할 만하다. 나아가 천연 어유에는, 농축된 어유에는 없는 다른 건강한 지방산들이 포함되어 있다. 천연 어유에 포함되어 있는 모든 지방은 건강한 생선으로부터 온 것이다.

다른 어유 조제물과 오메가-3 조제물 간에는 품질 면

에서 큰 차이가 있다. 대부분 임상실험이 문서로 정리가 안 되어 매우 빈약하거나 없다. 에스키모-3(안정된 천연 어유), MaxEpa(천연 어유), Pikasol(화학적으로 변형된, 에스테르화 중성지방) 및 Omacor(화학적으로 변형된 에틸 에스테르)는 모두 많은 연구에 사용되어 왔지만, 다른 많은 어유들은 임상연구에 전혀 시험되지 않았다.

최근에 몇몇 어유 제품들이 시장에 출시되었는데, 그 어유들은 EPA와 DHA 사이의 정상적인 비율이 변했고, 또 그 비율이 증가되었다. 그러한 변형이 어유를 개선시키리라는 증거는 아직 없다.

한편 DHA의 양이 어유의 효과에 대단히 중요하다는 사실이 최근에 제시되었다. 예를 들면 DHA의 섭취는 어린이의 발달에 필수적이고 DHA는 또한 혈압을 낮추는 효과에도 중요하다. 나아가 EPA가 아닌 DHA는 알츠하이머 예방에 중요하다고 간주되어 왔다.

덧붙여 오늘날 우리는 DHA가 리졸빈 D(resolvin D, DHA가 대사되어 합성된 물질), 도코사트리엔(docosatrienes, 항염 및 보호 특성을 가진 DHA로부터 추출한 물질) 및 뉴로프로텍틴(neuroprotectins, 신경보호작용물질. 오메가-3에서 추출한 물질로 항염 및 보호 속성을 갖는다)과 같은 중요한 항염제 및 세포보호물질의 원천이라는 것을 Charles Serhan의 연구를 통해 알고 있다. 우리는 지금까지 수행된 연구에 근거하여 EPA와 DHA 사이의 적정한 비율이 약 3 대 2라고 결론지었다.

화학적으로 변형되고 농축된 오메가-3 제품을 장기간 복용하고 나서 부작용이 있는지 없는지는 아직 알려지지 않았다. 한편 천연 어유는 20년 이상 전 세계에서 사용되어 왔고 제대로 시험을 거쳤으며, 적어도 사용된 어유가 안정적인 것이었다면 심각한 부작용을 유발하지 않았다.

오메가-3 보충물을 섭취하기 시작할 때 아주 안전한지 확인하기 위해서는 제품의 순도 및 안정성에 대한 독자적인 연구에 대하여 배급사와 제조사에게 문의하는 게 현명하다. 순도에 관해서는 스웨덴과 아일랜드 당국에 의해, 안정성에 대한 시험은 분석전문회사인 AnalyCen Nordic에서 수행했다.

어떤 조제물이 정말로 천연산이고 화학적으로 변형되지 않았다는 확실한 정보를 얻는 것 또한 현명한 일이다. 가끔 화학적으로 변형되고 상호 에스테르화한 중성지방이 천연 제품으로 잘못 표기되기도 한다. 농축된 어유의 강력한 옹호자들은 때때로 이것이 환경 오염물질을 더 제대로 세척한 것이라고 주장한다. 하지만 분석 결과, 특정 천연 어유들이 아주 잘 세척되었다는 결론을 얻었다.

농축된 어유는 때때로 '제약회사 등급'으로 불리는데, 이는 일반의약품에 사용된 높은 기준과 동일한 기준을 이 어유 제품에 적용한다는 것으로 풀이된다. 또한 어떤 천연 어유 제품에는 의약품과 동일한 기준이 사용되는데 물론 이것은 부가적인 안전을 의미한다.

바다에서 나는 오메가-3와 식물성 오메가-3 간의 차이점에 대한 질문도 많이 받아왔다. 이 질문은 다음 장에서 설명하겠다.

20장
식물성 오메가-3가
해양 다양성을 대체할 수 있는가?

오메가-3는 어유에서만 발견되는 것이 아니고 몇몇 식물성 기름 가운데 주로 아마인유에서도 발견되는데, 이것은 오메가-3 지방산인 알파리놀렌산을 함유하고 있다. 동물 가운데 쥐(rat)의 알파리놀렌산은 EPA와 DHA로 변환될 수 있다. 사람 역시 예전에 알파리놀렌산을 EPA와 DHA로 변환시키는 능력을 갖고 있었다고 한다. 하지만 최근 연구에서는 이러한 변환이 불충분하다는 것을 보여주었는데, 기껏해야 사람에게서 알파리놀렌산의 몇 퍼센트만이 EPA로 변환된다. 이것은 인체 내에서 '델타-6-불포화효소'라 불리는 효소의 활성이 매우

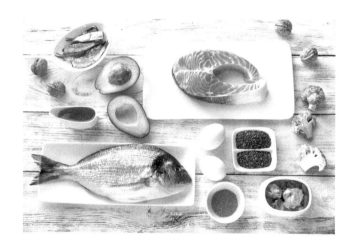

낮기 때문이다. 쥐는 효율적으로 알파리놀렌산을 EPA로 변환한다. 사람에게 이러한 효소 활성이 낮은 이유 1가지는, 식물성 기름과 마가린을 섭취함으로써 아주 많은 오메가-6 지방산인 리놀레산을 소비하기 때문이다.

심지어 더 나쁜 것은 알파리놀렌산을 함유한 아마인유를 섭취한 후 혈중 DHA 수치가 증가하기는커녕 실제로 감소할 수 있다는 것이 우리 그룹과 다른 연구자들의 연구결과였다. 이것은 인체에 매우 불리하다. 게다가 알파리놀렌산은 전립선암 발병을 증가시키는 것과 관련되는 반면, EPA와 DHA는 전립선암 발병을 감소시키는 것과 관련되어 있어서 긍정적인 효과를 나타냈다. 나아가 어떤 연구는, 알파리놀렌산의 섭취가 중성지방과 콜레스테롤의 혈중 지질 농도에 부정적인 영향을 미친다고 보고했다.

그러므로 우리는 아마인유가 특별히 좋은 어유 대체물은 아니라고 생각한다. 오메가-3가 강화된 식품을 구입할 때는 라벨을 잘 살펴서 지방산이 어유에서 추출한 것인지 아마인유에서 가져온 것인지 잘 확인해야 한다. 오메가-3가 어유로부터 얻은 것이라야만 스웨덴영양재단에 따라 건강보상청구가 가능하다. 오메가-3가 어유로부터 온 것이라면 심혈관질환의 위험 감소에 대한 보상청구를 할 수 있다.

내가 직접 먹고 있고, 여러 임상 연구에서 과학적으로 분석한 오메가-3가 풍부한 식품이 2가지 있는데, 그것은 섬유소가 많은 검은 통밀빵과 담백한 캐비어 스프레드이다.

이따금 나는 채식주의자들도 이렇게 중요한 오메가-3를 충분히 얻을 수 있느냐는 질문을 많이 받는다. 채식주의자에게는 많은 장점이 있지만, 중요한 결점 1가지

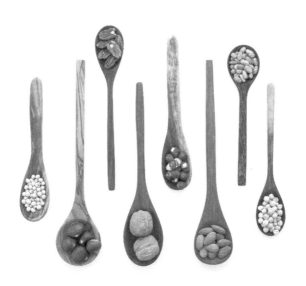

는 제대로 된 오메가-3의 섭취가 낮다는 것이다. 건강에 관심이 많은 어떤 채식주의자들은 어유를 먹기 시작했다. 하지만 많은 채식주의자들은 원칙상 생선 제품의 섭취를 허용하지 않을 것이다. 나는 보통 그러한 사람들에게 알파리놀렌산이 EPA와 DHA로 변환되는 인체 시스템을 활성화하기 위해서는 오메가-3를 먹는 것이 좋다고 조언한다.

이것을 실행하는 1가지 방법은 특정한 오메가-6 지방산인 리놀레산의 섭취를 줄이는 것인데, 이것은 옥수수유와 해바라기유와 같은 특정 식물성 기름에서 많이 발견된다. 높은 리놀레산 혈중 수치는 알파리놀렌산이 EPA와 DHA로 전환되는 것을 저해할 수 있다. 나아가 채식주의자들은 아연, 마그네슘과 함께 비타민 B와 비타민 C 섭취를 늘리는 방법으로 체내 효소를 활성화할 수 있다. 많은 사람들, 심지어 내과의사와 건강 관련 전문가들도 종종 어유와 대구 간유를 혼동한다. 다음 장에서 이것에 대해 정리해보겠다.

21장
대구 간유와 어유의 차이점

안타깝게도 많은 사람들은, 정어리나 연어 같은 기름진 생선의 근육과 지방조직에서 얻어지는 어유와, 대구의 간에서 얻어지는 대구 간유에 대해 헷갈려한다.

대구 간유는 아주 다른 맛을 갖고 있고 주로 비타민 A와 비타민 D의 보충제에 사용된다. 많은 중년 또는 노년의 사람들은 어린 시절에 먹었던 대구 간유의 불쾌한 맛을 기억하고, 어유는 간유와 상당히 다른 것이라는 걸 알아채지 못한다. 간은 해독 기관이기 때문에, 종종 환경 독소물질을 제거한 뒤 대구 간유를 순수하게 얻어내기가 어렵다. 여러 가지 오일을 대상으로 환경 독소물질을 조사한 연구에서, 대구 간유가 가장 독소가 많아서 몇몇 제품은 판매대에서 철수되었다.

또한 대구 간유에서 얻은 다량의 비타민 A는 뼈조직 세포 간의 상호작용에 영향을 주어 '부서지기 쉬운 뼈들(골다공증)'을 유발할 수 있다. 60~70년 전에 대구 간유를 가장 많이 소비했던 스웨덴인과 노르웨이 사람들은, 현재 전 세계 노인들 중에서 골다공증과 고관절 골절을 가장 자주 겪는다.

내가 환자들로부터 가끔 받는 질문 중의 하나는, 어유와 다양한 약물을 병행할 수 있는지의 여부이다. 이 질문은 다음 장에서 다루어보겠다.

22장

오메가-3와 약물을 함께 사용하기

베타차단제, 소량의 아세틸살리실산(아스피린) 및 스타틴으로 불리는 콜레스테롤을 낮추는 약물 등 심혈관질환 예방에 자주 사용되는 이 3가지 약물은, 어유와 함께 사용하는 것이 적절하다는 것이 증명되었다.

베타차단제는 혈압을 낮추는 흔한 약물이다. 내 경험으로는, 안정적인 천연 어유를 함께 섭취하면, 약물의 복용량을 어느 정도 줄일 수 있는데, 이것은 약물의 부작용을 낮춘다는 것을 의미한다. 또한 오메가-3를 섭취하면, 혈중 지질농도에 영향을 미치는 고혈압 약의 원치 않는 효과 또한 제거할 수 있다.

천연 어유 10밀리리터는 고혈압 약(베타차단제)인 프로프라놀롤 80밀리그램과 동일하게 혈압을 낮출 수 있다. 이 둘을 병행하면 혈압은 더 낮아진다. 프로프라놀롤만으로는 혈중 중성지방이 증가하는 경향이 있지만, 오메가-3와 함께 사용하면 중성지방뿐만 아니라 콜레스테롤까지 감소시킨다. 다른 연구에서는 베타차단제를 섭취한 후 중성지방과 나쁜 콜레스테롤(LDL)이 모두 증가했다고 보고했다.

나의 PhD 학생 Karine Engström이 제1 저자로 참여한 우리 연구그룹의 연구에서는 다음과 같은 결과를 얻었다. 안정된 천연 어유를 아세틸살리실산(아스피린) 소량과 함께 섭취하면, 아세틸살리실산만 섭취했을 때보다 더 유익한 에이코사노이드 형태가 생성된다는 것이다.

약물만 사용했을 때보다 오메가-3와 병행하였을 때 유익하지 않은 에이코사노이드인 트롬복산 A_2는 더 많이 감소했다. 어유는 아세틸살리실산을 섭취했을 때 나타나는 프로스타사이클린의 해로운 감소를 막아냈다. 아세틸살리실산을 단독으로 사용했을 경우에 염증 유발 에이코사노이드인 류코트리엔 A_2가 증가한 반면, 어유와 아세틸살리실산을 함께 사용하면 이처럼 유익하지 않은 에이코사노이드는 현저하게 감소한다.

아세틸살리실산은 복통을 일으킨다고 알려져 있는데, 속 쓰림과 심지어 가끔은 위장 내 출혈을 일으키기도 한다. 에이코사노이드 형태에 생기는 장애, 다시 말해 위 속 프로스타사이클린 분비 저하가 이 부작용 이면에 놓인 하나의 메커니즘이라고 여기기 때문에 어유를 섭취하면 이러한 문제를 줄일 수 있다. 아세틸살리실산을 규칙적으로 상당히 많이 복용한 환자 가운데 몇몇은, 어유를 섭취하고 나서부터 복통이 줄어들었다고 보고했다.

스타틴으로 불리는 콜레스테롤을 낮추는 약물은 안정된 어유와 병행해서 사용할 수 있다. 스타틴은 나쁜 콜레스테롤(LDL)을 많이 감소시킨다. 어유는, 죽상동맥경화증을 유발하는 경향이 있는 LDL 입자에 긍정적인 영향을 미친다. 또한 어유는 중성지방을 줄이고 좋은 콜레스테롤(HDL)을 증가시켜 중성지방/콜레스테롤의 비율을 감소시키는데, 이것은 우리 몸에 유익하다.

혈중 지질농도가 높은 88명의 환자를 대상으로 안정된 천연 어유와 스타틴을 병행한 효과를 연구하였다.

어유가 스타틴보다 중성지방을 대단히 많이 감소시킨 반면, 스타틴은 어유보다 더 강력하게 콜레스테롤을 감소시켰다. 이 2가지를 병행할 경우 최상의 효과를 거둘 수 있었다.

그 연구는 '혼합 토코페롤과 안정된 어유에 특별히 중점을 둔, 심혈관질환의 위험요인에 항산화제 및 혈중 지질농도를 낮추는 치료의 효과'라는 제목으로, 나의 PhD 학생이며 내과의사인 Meilin Liu가 집필한 박사논문의 일부가 되었고, 2002년에 이 논문이 발간되었을 때 많은 관심을 끌었다. 우리는 이 환자들을 6년간 매년 추적검사를 실시하였는데, 환자들의 수치는 항상 최상이었다.

혈전 예방 약물인 와파린으로 치료를 받고 있는 환자들이 동시에 어유를 섭취할 수 있는지 자주 질문을 받는다. 환자들은 종종 혈전이 생긴 뒤에야 와파린을 처방받는다. 우리 그룹의 한 연구에서, 안정된 천연 어유가 혈전 형성을 예방한다는 사실을 증명했는데, 환자에게 와파린과 어유를 2가지 모두 처방하면 지나친 치료라고 의심 받을 수도 있을 것이다.

혈전 연구는 나의 PhD 학생이자 내과의사인 Liying

Chen의 '혈전증과 혈전 용해에 관한 실험적 연구—Lys-플라스미노겐, 활성부위 트롬빈 억제제와 안정된 어유의 중요성에 중점을 두어'라는 제목으로 박사논문의 일부가 되었다.

1989년에 발간된 한 연구는, 농축된 어유가 와파린을 복용 중인 환자에게 부정적인 효과를 줄 수 있다고 주장했다. 4그램의 농축된 여유를 섭취한 뒤에 혈액 응고 시간은 짧고 출혈은 오래 지속되었다. 이것은 와파린 효과를 확인하기 위한 특별 혈액실험에서, 농축된 어유가 부정적인 영향을 주었고 그로 인해 출혈 위험이 증가할 수도 있다는 것을 의미한다. 이 연구 때문에 아마도 몇몇 기관들이 어유와 와파린의 병행 사용에 경고했을 것이다.

1998년의 탁월한 연구서에서는, 천연 어유와 와파린의 병행 효과에 대해 보고했다. 그 보고서는 매일 6그램의 천연 어유를 섭취한 결과, 혈액실험이나 출혈의 추이에 아무런 영향을 주지 않았다고 결론을 지었다.

이것을 통해서, 농축된 어유와 천연 어유 사이에는 어떤 효능의 차이가 있는 것으로 보인다. 나는 와파린과 천연 어유를 병행한 환자들의 임상결과에 대해 많은 보고를 받았는데, 환자들이나 의사들 모두 어떤 부작용도 없었다고 전해주었다. 안정된 천연 어유를 섭취한 수많은 환자들의 출혈시간을 확인해 보았는데, 출혈시간이 지연된 경우는 없었다.

안정된 천연 어유는 다양하게 농축된 어유보다 효과가 더 좋다는 점은 이제 특별하지도 않다. 예를 들어 심각한 신장질환인 IgA 신장병증(혈뇨와 단백뇨를 주 증상으로 하는 사구체신염―옮긴이) 환자가 천연 어유를 섭취한 후에는 유익한 효과가 관찰되었지만, 농축된 어유를 섭취한 후에는 그러한 효과가 관찰되지 않았다. 이러한 차이가 나타나는 것은, 천연 어유가 농축된 어유보다 산패 경향이 적기 때문일 수도 있다. 천연 어유에는 EPA와 DHA뿐만 아니라 항산화제로 작용하는 F-지방산과 같은 다른 이로운 물질들도 함유되어 있다.

때때로 환자들과 일반인들은 다른 오메가-3 조제물들이 어떤 효과가 있고 또 안전한지 여러 가지 다른 측면에서 다양한 질문을 한다. 이 문제들은 다음 장에서 다루어질 것이다.

23장

효과와 안전을 위한 고품질의 중요성

다른 어유들과 지방산 조제물들 사이에는 품질 면에서 큰 차이가 있다. 소수의 제품만이 체계적인 자료를 가지고 있고, 여러 나라에서 15년 이상 사용되어 수많은 임상경험이 뒷받침되어 있다. 그러나 대부분의 조제물들은 사용기간이 상당히 짧고 임상연구가 전혀 이루어지지 않았다.

EPA와 DHA 지방산은 매우 강력한 효과가 있고 동시에 산패에 극도로 민감하다. 그렇기 때문에 제조공정 중에 조제물을 부적절하게 다루면 잠재적인 부작용이 따를 위험이 있다.

조제 약물이나 천연 약물, 건강식품은 모두 긍정적인 효과와 동시에 부작용도 있을 수 있다. 이러한 부작용은 긍정적인 효과에 대응하여 항상 따져봐야 한다. 박테리아나 암을 치료하기 위해 활성화된 물질처럼 반론할 여지없이 인간의 생명을 구하는 약물에 대해서는 부작용을 감수해야 한다. 이러한 물질의 이점은 부정적인 효과보다 더 크다. 하지만 모든 약물과 약물의 부작용이, 유감스럽게도 수많은 질병과 심지어 사망의 원인이 되기 때문에 이는 사실이 아니다.

오메가-3를 함유하는 어유는 일반적으로 안전한 제품으로 평가되어야 한다. 부작용이 생기는 것은, 대부분 인체 내에서 산패를 유발하는 조제물의 불안정성 때문이다.

화학적으로 변형되지 않고 또 농축되지 않았을 때 그 어유를 천연이라고 할 수 있고, 그것은 좀 더 안전하며 부작용을 유발하지 않는다. 어유가 천연산이고 안정적이라면, 특히 안전하다고 할 수 있다. 대기 중에 노출되었을 때 산패되지 않거나 거의 산패되지 않기 때문이다. 유감스럽게도 오늘날 대다수의 어유 조제물들은 부적절한 항산화제 내용물 때문에 특별히 안정적이지 못하다.

천연 어유에는 기껏해야 오메가-3 지방산이 38퍼센트 포함되어 있다. 만약 이보다 지방산이 더 많이 들어 있다면, 그 어유는 화학적으로 변형된 것이다. 하지만 38퍼센트 또는 그 이하로 농축된 오메가-3를 함유한 어유는, 본래의 항산화 능력이 복원되었는지 안 되었는지에 따라 더 천연적이거나 덜 천연적이다. 그러므로 '불안정한' 어유는 심지어 오메가-3 지방산의 농도가 38퍼센트를 넘지 않는다 하더라도 완전히 천연적이라고 간주할 수 없다.

어유가 안정적이지 않으면, 본래 가지고 있는 많은 좋은 효능을 상실할 수 있다. 특히 안정적이지 않은 어유를 많이 섭취하면, 심혈관질환을 앓고 있는 환자에게는 더 나쁜 영향을 미칠 수 있다. 항응고제를 복용 중인 환자나 당뇨환자에게도 안정적이지 않은 어유를 투여하는 것은 바람직하지 않다.

산패도나 불안정성은 어유가 캡슐 제제인지 액체 형태인지와는 무관하다. 캡슐 외피는 외부 산소로부터 보호하는 역할을 한다. 반면에 좀 더 주의를 기울인 제조업체들은 액체 어유가 든 병에 질소가스를 주입하기도 한다.

캡슐이나 병에 어유가 포장되기 전에 어유가 어떤 상태인지가 중요하다. 그리고 캡슐 외피가 파손된 어유를 먹거나 병에 주입한 질소가스가 사라진 뒤에 어유를 먹었을 때, 인체 내에서 어유에 어떤 변화가 일어나는가 하는 것이 중요하다. 30일간 실온에서 어유를 공기에 노출한 후, 과산화물 수치(peroxide value, PA)와 2차 산화물인 아니시딘 수치(anisidine value, AV)로 불리는 산패율을 측정한 결과, 안정성에 대한 기준을 얻어냈다. (국제적으로 통용되는 산패도 검사기준이 PA는 5 이하, AV는 20 이하이다–옮긴이)

안정성에 대한 비교적 합리적인 기준은 직접 어유를 맛보는 것으로 쉽게 얻어낼 수 있다. 우선 캡슐은 깨물어봐야 한다. 나쁜 맛이면 어유가 안정적이지 않다고 추정할 수 있다.

또한 충분히 정제되지 않고 환경 독소물질을 함유한 어유는 조심해야 한다. 특히 임산부는 환경 독소물질에 의해 오염된 어유에 노출되지 않도록 각별히 주의해야 한다.

건강을 지키기 위해서는, 오메가-3 함유 제품을 먹기

전에 제품의 안정성을 제대로 확인해야 한다. 어떤 실험과정을 거쳤는지, PCB와 다이옥신과 같은 환경 독소물질을 함유하고 있지는 않은지 알아내야 한다.

제조업체의 설명에 의존해서, 어유가 천연이고 아주 안정적이라면 30일간 실온에서 공기 중에 노출시켰을 때 산패되지 않을 것이다. 또한 어떤 환경 독소물질도 함유하지 않았다면, 그 어유는 비교적 안전하다고 볼 수 있을 것이다. 하지만 진짜 안전한 제품을 원한다면, 그 제품이 얼마나 오랫동안 시장에 존재해왔고, 얼마나 많은 사람들이 애용해왔는지, 제품에 관해 유명 과학 학술지에 발표된 입증할 임상연구 자료가 있는지 등을 세심하게 살펴봐야 한다.

제약업계의 관례를 보면, 약품의 부작용이 제대로 밝혀지려면 약품이 출시된 후 최소한 몇 년은 지나야 가능하다. 부작용이 없는 약품과 대단히 유사하다 하더라도, 자체의 고유한 부작용 때문에 시장에서 퇴출된 약품들이 여럿 있다.

시장에서 15~20년 동안 오래 팔린 어유들이 부작용이 없다고 해서, 비슷하지만 동일하지 않은 다른 어유들이 어떠한 부작용도 없을 것이라고 생각해서는 안 된다. 특정 제품에 대해 수행한 실험연구와 근거자료는, 해당 특정 제품의 효과와 부작용에 대한 적절한 대답일 뿐이다.

24장

비타민 E

비타민 E는 어유의 효능만큼 큰 기능을 한다. 비타민 E는 오메가-3와 함께 작용하고 중요한 항산화제 역할을 하여 오일이 산패되는 경향을 막는다. 비타민 E가 정확한 형태와 농도를 갖는 것은 매우 중요하다. 그렇지 않으면 효과는 상실될 수 있다. 비타민 E가 다른 천연 항산화 성분들과 긍정적인 방법으로 작용하는 것이 필요하다. 그래야 어유가 세포를 보호하고 세포를 손상시키지 않는다.

나의 연구그룹은 수년간 어유로 된 비타민 E와 어유가 없는 비타민 E의 효과를 연구했는데, 여러 가지 흥미로운 사실들을 알아냈다. 알파토코페롤로 불리는 일반 비타민 E는, 대부분의 어유와 오메가-3를 포함한 다른 조제물들에서 발견된다. 여러 해 전에 일반적인 비타민 E의 효과를 연구했는데, 놀라운 결과를 얻어냈다.

특정 조건에서 알파토코페롤은 항산화 효과가 매우 약했던 반면, 감마토코페롤과 델타토코페롤로 불리는 두 개의 다른 토코페롤은 강력한 항산화 효과를 나타냈다. 수년 동안 감마토코페롤이 알파토코페롤보다 생물학적으로 10배나 약하다고 생각해왔기 때문에 연구결과는 놀라웠다. 이처럼 감마토코페롤이 알파토코페롤보다 약하다는 가정을 기초로 한 연구에서 쥐의 생식모형이 사용되었다. 하지만 이 모형은 사람의 경우에서 항산화 효과에 관한 타당성이 결여되는 것으로 보이고, 그 결과 아마도 수년 동안 많은 사람들을 잘못된 길로 이끌어왔다.

토코페롤에는 알파, 베타, 감마, 그리고 델타 토코페롤 등 4가지 다른 형태가 있다(〈그림 14〉 참조).

우리는 연구를 통해 감마와 델타, 알파 토코페롤의 혼합이 5 대 2 대 1로 존재하는 것이 토코페롤의 정상적

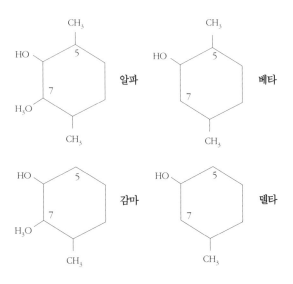

알파

베타

감마

델타

〈그림 14〉 토코페롤의 구조

인 혼합물이고 최고의 항산화 효과를 낸다는 것을 발견
하였다. 이후 우리는 자원자와 환자들을 대상으로 실험
적 연구 및 임상 연구에서 이렇게 조성된 조제물을 사
용하며 연구를 수행하여 왔다. 이 연구는 나의 PhD 학
생 Dayuan Li, Meilin Liu, 그리고 Hongjiang Chen이 발
간한 박사논문에 수록되었다.

이러한 조사에서 우리는 이 천연 항산화 조제물이 세
포에서 비타민 E 함유량에 훨씬 더 나은 효과를 보이고

일반 비타민 E(알파토코페롤)보다 항산화 및 항염 효과가 더 뛰어나다는 것을 발견하였다(〈그림 15〉).

우리가 사용한 비타민 E 조제물은 특별히 감마토코페롤이 풍부하였다. 이러한 연유로, 심장질환자의 혈액에서 수치가 낮은 것은 알파토코페롤이 아닌 감마토코페롤이고, 대규모 연구에서 심장병에는 일반 비타민 E가 긍정적인 효과가 부족하다는 것을 보여준 반면, 음식과 함께 비타민 E를 섭취한 것은 긍정적인 효과를 보여준다는 것을 알게 된 것이 흥미로웠다. 음식에 있는

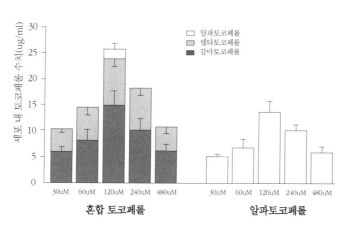

〈그림 15〉 혼합 토코페롤(Cardi E) 또는 알파토코페롤만 추가 후의
세포에서의 다른 토코페롤의 흡수효과

비타민 E는 감마, 델타, 그리고 알파 토코페롤이 혼합되어 존재한다.

우리뿐만 아니라 다른 사람들의 연구에서도 일반적인 비타민 E인 알파토코페롤을 특히 많은 양으로 섭취하면 혈중 감마토코페롤 수치가 현저하게 감소했는데, 우리는 이 현상이 매우 부정적인 효과라고 믿는다. 왜냐하면 감마토코페롤이 중요한 항산화 성분이기 때문이다. 혈액과 세포 조직에서 감마토코페롤 수치가 이렇게 감소하는 것은, 일반적인 비타민 E를 환자에게 제공한 어떤 연구 결과가 아주 실망스러웠다는 것에 대한 이유일 수도 있다. 균형을 지키는 것이 중요하고, 많은 양을 복용하는 것은 이롭기보다는 더 해로울 수 있다.

오늘날 많은 사람들은 감마토코페롤 100밀리그램, 델타토코페롤 40밀리그램과 알파토코페롤 20밀리그램을 함유한 특허 받은 조제물을 매일 2캡슐을 복용한다. 많은 사람들이 이러한 비타민 E 조제물에 어유를 병행하는 반면, 다른 사람들은 비타민 E만 복용한다. 피곤하고 무기력하고 혈중 비타민 E 수치가 낮은 사람들은 그들이 이러한 형태의 혼합 비타민 E를 섭취한 후 정신이 더 초롱초롱해졌고, 동시에 혈중 토코페롤 수치가 증가되었다고 보고했다. 혈소판에 미치는 긍정적인 효과 때문일 수 있는데, 혼합 토코페롤을 섭취한 후 다리 혈류가 개선되었다고 덴마크로부터 온 보고서가 있다.

오메가-3를 사용한 레시피

앞의 각 장에서는 오메가-3 섭취를 증가하는 것이 매우 중요하다는 것을 보여주었다. 정어리, 고등어, 연어나 청어와 같은 기름기 많은 생선의 섭취를 늘리거나 어유를 캡슐이나 액상으로 된 보충제를 통해서 이루어질 수 있다.

다른 방법으로는, 조리법에 안정된 어유를 추가하여 요리에 오메가-3를 사용하는 것이다. 쉽게 설명하기 위해, 오메가-3가 포함된 어유를 사용하는 8가지 레시피를 다음에 제시한다. 이 조리법은 웁살라 대학 생활과 학부에서 영양사로 교육 중에 Mats Eliasson과 함께 개발한 것이다. 놀랍게도 이전에는 그러한 조리법이 없었던 것으로 보인다.

8가지 레시피 목록은 다음과 같다.

🌷🌷🌷🌷🌷 8가지 레시피 🌷🌷🌷🌷🌷

다진 미트소스 파스타

태국 치킨커리와 밥

렌틸콩수프

완두콩수프

달콤새콤한 닭요리

토마토수프

참치소스 파스타

커스터드 애플케이크

위의 첫 3가지 레시피는 2004년에 Mats Eliasson이 과학적인 연구 차원에서 사용하였다. Ingela Marklinder 박사와 내가 지도교수를 맡았는데 이 레시피는 7가지 기준에 따라 선택되었다. 그것은 스웨덴 농업식품부의 스웨덴인 영양권장량(SNR)을 충족하고, 손쉽게 준비할 수 있고, 관능검사(sensory evaluation, 여러 가지 품질을 인간의 오감에 의해 평가하는 제품검사–옮긴이) 평가대로 맛있어야만 했다.

이 3가지 조리법은 83명의 연구 대상자들과 혈중 지질농도가 증가한 환자들에게 시험되었고 그들은 14일간 집에서 스스로 음식을 만들고 질문지에 답변했다. 참가자의 평균 나이는 62세이고, 여성이 62퍼센트, 남성이 37퍼센트를 차지했다. 시험 후 참여자들은 조리에 안정된 어유를 사용하는 것에 대하여 매우 긍정적이었다. 탁월하게 작용했다고 생각했으며 앞으로 음식을 만들 때 어유를 사용할 의향이 있다고 대답했다.

44퍼센트는 닭고기 음식이 가장 맛이 좋다고 평가했는데, 24퍼센트가 미트소스를 제일 먼저 선택했고 22퍼센트는 렌틸콩수프를 선호했다. 나는 3가지 요리 중에 렌틸콩수프가 가장 맛있었고 다른 레시피 중에서는 애플케이크가 제일 좋았다. 어유와 함께 사용된 향신료와 양념 가운데에는, 커리 맛이 제일 좋았고 마늘과 고춧가루 순이었다.

다음에 다양한 레시피가 마련되어 있다.

다진 미트소스 파스타

〈재료〉(2인분)
잘게 썬 중간 크기 양파 1개(100그램), 마늘 1쪽(다진 것), 카놀라유 1티스푼, 저민 소고기(지방 10%) 180그램, 토마토퓌레(통조림형이나 고형) 2dl, 밀가루나 옥수수가루 1/2테이블스푼, 소금 1/2티스푼, 파프리카 파우더 2ml, 흰 후추 1ml, 마른 바질 1티스푼, 마른 백리향 1/2티스푼, 안정된 어유(에스키모-3) 5ml(1티스푼)

1리터의 물에 소금 1/2티스푼을 넣고 좋아하는 파스타(4dl)를 선택하여 삶는다.

양파 껍질을 벗기고 잘게 썬다. 마늘을 까서 다진다. 프라이팬에 카놀라유를 두르고 양파와 마늘을 중불에서 황갈색이 되도록 부드러워질 때까지 볶는다. 저민 고기를 넣고 포크로 찢어 헤쳐 놓는다. 약간 갈색이 될 때까지 고기는 계속 볶는다. 토마토, 밀가루, 소금, 파프리카 파우더와 흰 후추를 넣고, 뚜껑을 덮고 15분간 끓인다. 소스가 너무 진하면 물을 약간 더 넣는다. 바질과 백리향을 넣고 마지막에 어유를 넣고 잘 젓는다. 파스타를 탱탱하게 잘 삶는다.

1인당 파스타 2dl에 저민 고기 소스 2dl를 얹는다.

마실 물을 준비한다.

● 영양정보(1인당)
  460칼로리, 단백질 21그램, 지방 11그램, 탄수화물 68그램.

171

태국 치킨커리와 밥

〈재료〉(2인분)
닭고기 살 200그램(정확히 안심 1.5장), 카놀라유 1티스푼, 액상 태국커리 2dl(엉클벤 브랜드, 유리병), 물 2테이블스푼, 안정된 어유(에스키모-3) 5ml(1티스푼)

물(4dl)과 소금(1/2티스푼)을 넣고 길쭉한 롱그레인 쌀(2dl)로 밥을 짓는다. 밥을 짓는 것이 서툴다면 포장재의 조리법을 참고한다.

닭고기 살을 1센티미터 두께로 길게 썬다. 팬에 카놀라유를 붓고 중불에서 닭고기 살을 잘 익을 때까지 노릇하게 볶는다. 태국커리 2dl와 물 2테이블스푼을 넣고 5분간 서서히 끓인다. 어유를 넣고 잘 저은 뒤 밥 위에 얹는다.

1인당 닭고기 1.5dl와 쌀밥 1.5dl를 그릇에 담고 마실 물을 준비한다.

● 영양정보(1인당)
580칼로리, 단백질 36그램, 지방 14그램, 탄수화물 76그램.

렌틸콩수프

〈재료〉(2인분)
작게 다진 중간 크기 양파 1개(약 100그램), 다진 마늘 2쪽, 카놀라유 1티
스푼, 레드 렌틸콩 1㎗, 물 5㎗, 채소 스톡큐브 1알(10그램), 토마토퓌레
2㎗(캔이나 고형), 파프리카 파우더 1/2테이블스푼, 소금 1/2 티스푼, 과
립 설탕 3㎖, 흰 후추 2㎖, 고춧가루 1㎖, 월계수 잎 1장, 백리향 2티스
푼, 발사믹 식초 1티스푼, 안정된 어유(에스키모-3) 5㎖(1티스푼)

양파는 껍질을 깐 뒤 잘게 다진다. 마늘 2쪽은 껍질을 벗기고 다
진다. 낮은 불에서 소스팬에 카놀라유를 붓고 양파와 마늘 다진
것을 볶는다. 렌틸콩과 물, 채소 스톡큐브와 토마토, 파프리카
파우더, 소금, 설탕, 흰 후추, 고춧가루와 월계수 잎을 넣는다.
냄비 뚜껑을 덮고 렌틸콩이 부드럽게 익을 때까지 약 15분간 낮
은 불에서 뭉근히 끓인다. 그리고 백리향 허브와 발사믹 식초를
넣고 마지막에 어유를 넣는다. 잘 저어서 바로 먹는다.
1인분에 2.5㎗ 분량의 렌틸콩수프를 먹는다. 마실 물을 준비한
다. 통밀빵으로 만든 오픈 샌드위치를 곁들인다.

● 영양정보(1인당)
225칼로리, 단백질 11그램, 지방 6그램, 탄수화물 32그램.

완두콩수프

〈재료〉(1인분)
노란색 말린 완두콩 1dl(생완두), 양파 1/4개, 고기 약간, 물 2.5dl, 소금 1/4티스푼, 흰 후추 1ml, 조리용 머스터드소스 1/2테이블스푼, 설탕 1ml, 말린 백리향 1/2티스푼, 말린 마저럼 허브 1/2티스푼, 안정된 어유 (에스키모-3) 2.5ml(1/2티스푼)

양파는 껍질을 까고 다진다. 물에 완두콩과 양파, 고기와 소금을 넣고 끓인다. 물 위에 뜬 기름기를 걷어낸다. 뚜껑을 덮고 30분간 서서히 끓인다. 백리향, 마저럼과 머스터드를 넣는다. 필요하면 물을 더 붓는다. 마지막으로 어유를 넣고 잘 젓는다.
통밀빵을 두 조각씩 함께 먹는다.

● 영양정보(1인당)
325칼로리, 단백질 22그램, 지방 7그램, 탄수화물 43그램.

달콤새콤한 닭요리

〈재료〉(1인분)
닭고기 살 125그램, 카놀라유 1티스푼, 채소가 든 스위트앤사워소스
1.5dl(엉클벤 브랜드), 밥 2dl, 안정된 어유(에스키모-3) 2.5ml(1/2티스푼)

닭고기를 1센티미터 두께로 자른다. 유채기름을 팬에 붓고 중불
에서 닭을 볶는다. 닭고기 살이 잘 익을 때까지 볶는다. 채소가
든 스위트앤사워소스 1.5dl와 물 2테이블스푼을 넣고 5분간 끓
인다. 마지막에 어유를 넣고 젓는다. 밥과 함께 먹는다

● 영양정보(1인당)
  600칼로리, 단백질 36그램, 지방 11그램, 탄수화물 90그램.

토마토수프

〈재료〉(1인분)
토마토수프 파우더 2.5㎗, 안정된 어유(에스키모-3) 2.5㎖(1/2티스푼)

파우더 포장재의 조리법에 따라 물과 수프 파우더를 잘 섞고 끓이다 어유를 넣는다.
통밀빵 2조각을 함께 먹는다.

● 영양정보(1인당)
320칼로리, 단백질 11그램, 지방 3그램, 탄수화물 62그램.

참치소스 파스타

〈재료〉(1인분)
통조림 참치 80그램, 토마토 퓨레 2.5그램, 양파 1개, 마늘 2쪽, 소금 1
티스푼, 칠리 페이스트 1㎖, 흰 후추 1㎖, 말린 바질 1티스푼, 발사믹
식초 1티스푼, 안정된 어유(에스키모-3) 2.5㎖(1/2티스푼)

양파와 마늘은 껍질을 까고 잘게 다진다. 엷은 갈색이 날 때까지
3~5분간 볶는다. 토마토와 참치, 소금, 후추, 칠리 페이스트를
넣고 10분간 끓인다. 바질과 발사믹 식초를 넣고, 마지막에 어
유를 넣고 젓는다.
파스타(70그램)에 소스를 얹고 귀리빵과 함께 먹는다.

● 영양정보(1인당)
  320칼로리, 단백질 22그램, 지방 7그램, 탄수화물 43그램.

커스터드 애플케이크

〈재료〉(1인분)
밀가루 0.35dl, 버터 20그램, 물 1/4테이블스푼, 사과 1개, 설탕 1/4테이블스푼, 커스터드 파우더 50그램, 안정된 어유(에스키모-3) 2.5ml(1/2티스푼)

버터를 잘라 밀가루와 대충 섞는다. 물을 붓고 빨리 밀가루 반죽을 만든다. 작은 파이 그릇에 패스트리 반죽을 얇게 깐다. 사과 껍질은 깎고 가운데 씨를 빼낸 다음 얇게 저민다. 얇게 저민 사과는 패스트리 위에 얹고 그 위에 설탕을 흩뿌린다. 오븐 200도에서 30~35분간 굽는다.

포장재에 표기된 대로 커스터드를 만든다. 커스터드에 어유를 첨가한다.

● 영양정보(1인당)
550칼로리, 단백질 9그램, 지방 16그램, 탄수화물 93그램.

최근 수년 동안 오메가-3가 건강에 미치는 긍정 효과에 대해 지식이 상당히 늘어났지만 동시에 건강한 지방산을 함유하는 어류 섭취는 눈에 띄게 줄어들었다. 이 결과 요즈음 대다수가 지방산 결핍을 보이고 있다. 그리고 이로 인한 부정 효과를 고스란히 우리 건강이 짊어지고 있다.

우리는 경각심을 갖고 오메가-3 지방산 섭취를 앞으로 사회에서 우선적으로 대폭 늘려야 한다. 몇몇 중요한 논문에 따르면 오메가-3 결핍은 심혈관질환을 일으키는 주요인이다. 따라서 바다에서 나는 오메가-3 섭취를 늘리는 일이야말로 매우 긴요하다. 그런데 생선을 좋아하지 않는 사람도 많을 뿐더러 안타깝게도 생선에는 환경 유독 물질도 함유하고 있다. 하지만 남녀노소 모두 오메가-3로 식단을 보충해야 한다. 그래야 신체가 질병이나 건강 악화를 잘 막아낼 수 있다.

매일 어유를 찻숟가락 하나 아니면 캡슐 몇 알로 섭취하는 간단한 일과만으로도 질병을 피할 수 있다. 이

때 어유 질이 중요하다. 환경 유독 물질을 깨끗이 없애야 한다. 또한 보통 천연 어유에서 발견하지만 세척 과정에서 손실되는 세포 보호 물질(산화 방지제)을 보충하여 어유가 안정성을 잃지 않아야 한다는 점도 간과해선 안 된다. 세포 보호 물질을 잃으면 기대한 긍정 효과를 거둘 수 없다.

스웨덴과 미국에서 실시한 수많은 연구에서 밝혔다시피 깨끗하고 안정된 천연 어유를 규칙적으로 섭취한 일이 무엇보다 건강에 중요하다. 지금까지 이 매력적인 분야에서 크나큰 성과를 이미 거두었지만 여전히 이 중차대한 영역에서 흥미로운 연구가 다수 진행되며 과거 물음표로 남은 질문에 속속 해답을 내놓고 있다.

참고 문헌

Chapter 1: How we evolved from apes into humans

Broadhurst, CL, Cunnane SC, Crawford MA. Rift Valley lake fish and shellfish provided brain-specific nutrition for early Homo. Br J Nutr 79:3-21, 1998.

Broadhurst CL, Wang Y, Crawford MA, Cunnane SC, Parkington JE, Schmidt WF. Brain-specific lipids from marine, lacustrine, or terrestrial food resources: Potential impact on early African Homo sapiens. Comp Biochem Physiol B Biochem Mol Biol 131: 653-73, 2002.

Chamberlain JG. The possible role of long-chain omega-3 fatty acids in human brain phylogeny. Perspect Biol Med 39: 436-45, 1996.

Crawford MA. The early development and evolution of the human brain. Ups J Med Sci Suppl 48: 43-78, 1990.

Crawford MA. Cerebral evolution. Nutr Health 16: 29-34, 2002.

Crawford MA, Bloom M, Cunnane S, Holmsen H, Ghebremeskel K, Parkington J, Schmidt W, Sinclair AJ, Broadhurst CL. Docosahexaenoic acid and cerebral evolution. World Rev Nutr Diet 88: 6-17, 2001.

Crawford MA, Marsh D. The Driving Force: Food, Evolution and the Future. New York, NY; Heineman, 1989.

Cunnane SC, Harbige LS, Crawford MA. The importance of energy and nutrition supply in human brain evolution. Nutrition and Health 9: 219-35, 1993.

Eaton SB, Konner MJ. Paleolithic nutrition revisited: a twelve-year retrospective on its nature and implications. Eur J Clin Nutr 51: 207-16, 1997.

Chapter 2: What we have learnt from the Eskimos

Bang HO. Lipid research in Greenland. Preventive and therapeutic consequences. Scand J Soc Med 18: 53-7, 1990.

Bang HO, Dyerberg J. Plasma lipids and lipoproteins in Greenlandic west coast

Eskimos. Acta Med Scand 192:85-94, 1972.

Bang HO, Dyerberg J., Hjorne N.: The composition of food consumed by Greenland Eskimos. Acta Med. Scand 200:69-73, 1976.

Bang HO, Dyerberg J, Nielsen AB. Plasma lipid and lipoprotein pattern in Greenlandic West-coast Eskimos. Lancet 1:1143-5, 1971.

Bang HO, Dyerberg J, Sinclair HM. The composition of the Eskimo food in north western Greenland. Am J Clin Nutr 33: 2657-61, 1980.

Dyerberg J, Bang HO: Hemostatic function and platelet polyunsaturated fatty acids in Eskimos. Lancet 2: 433-5, 1979.

Dyerberg J, Bang HO. Lipid metabolism, atherogenesis, and haemostasis in Eskimos: the role of the prostaglandin-3 family. Haemostasis 8: 227-33, 1979.

Dyerberg J, Bang HO, Hjorne N. Fatty acid composition fo the plasma lipids in Greenland Eskimos. Am J Clin Nutr 28:958-66, 1975.

Dyerberg J, Bang HO, Stoffersen E, Moncada S, Vane JR. Eicosapentaenoic acid and prevention of thrombosis and atherosclerosis? Lancet 2: 117-9, 1978.

Kromann N. Epidemiological studies in the Upernavik district, Greenland. Acta Med Scand 208:401-6, 1980.

Saldeen T. Fish Oil and Health with Focus on Natural Stable Fish Oil. SwedeHealth Press. Uppsala, Sweden, 1997, pp. 1-63.

Simopoulos AP. Omega-3 fatty acids in health and disease and in growth and development. Am J Clin Nutr 54: 438-63, 1991.

Chapter 3: About fat and fatty acids

Haglund O, Wallin R, Wretling S, Hultberg B, Saldeen T. Effects of fish oil alone and combined with long chain (n-6) fatty acids on some coronary risk factors in male subjects. The Journal of Nutritional Biochemistry 9:629-35, 1998.

Saldeen T. Fish Oil and Health with Focus on Natural Stable Fish Oil.

SwedeHealth Press. Uppsala, Sweden, 1997, pp. 1-63.

Simopoulos AP. Omega-3 fatty acids in health and disease and in growth and development. Am J Clin Nutr 54: 438-63, 1991.

Chapter 4: What we have learnt from ocean deep water fish

Haglund O, Landelius J, Luostarinen R, Alving B, Saldeen T. Fish oil improves vascular elasticity (Arterial compliance). Hygiea 99(1):303, 1990.

Saldeen T. Fish Oil and Health with Focus on Natural Stable Fish Oil. SwedeHealth Press. Uppsala, Sweden, 1997, pp. 1-63.

Chapter 5: Omega-3 is a source of favorable hormones

Arita M, Bianchini F, Aliberti J, Sher A, Chiang N, Hong S, Yang R, Petasis NA, Serhan CN. Stereochemical assignment, anti-inflammatory properties, and receptor for the omega-3 lipid mediator Resolvin E1. J Exp Med 201:713-22, 2005.

Bannenberg G, Chiang N, Ariel A, Arita M, Tjonahen E, Gotlinger KH, Hong S, Serhan CN. Molecular circuits of resolution: Formation and actions of resolvins and protectins. J Immunol 174:4345-55, 2005.

Chiang N, Bermudez EA, Ridker PM, Hurwitz S, Serhan CN. Aspirin triggers anti-inflammatory 15-epi-lipoxin A4 and inhibits thromboxane in a randomized human trial. Proc Natl Acad Sci. USA 101:15178-83, 2004.

Lukiw WJ, Cui JG, Marcheselli VL, Bodker M, Botkjaer A, Gotlinger K, Serhan CN, Bazan NG. A role for docosahexaenoic acidderived neuroprotectin D1 in neural cell survival and Alzheimer disease. J Clin Invest 115: 2774-83, 2005.

Saldeen T. Fish Oil and Health with Focus on Natural Stable Fish Oil. SwedeHealth Press. Uppsala, Sweden, 1997, pp. 1-63.

Serhan CN, Hong S, Gronert K, Colgan SP, Devchand PR, Mirick G, Moussignac R-L. Resolvins: a family of bioactive products of omega-3 fatty acid transformation circuits initiated by aspirin treatment that counter pro-inflammation signals. J Exp Med 196:1025-37, 2002.

Serhan CN, Arita M, Hong S, Gotlinger K. Resolvins, docosatrienes, and neuroprotectins, novel omega-3 derived mediators, and their endogenous aspirin-triggered epimers. Lipids 39: 1125-32, 2004.

Simopoulos AP. Omega-3 fatty acids in health and disease and in growth and development. Am J Clin Nutr 54: 438-63, 1991.

Chapter 6: Omega-3 protects you from cardiovascular disease

Albert CM, Campos H, Stampler MJ, Ridker PM, Manson JE, Willett WC, Ma J. Blood levels of long-chain n-3 fatty acids and the risk of sudden death. N Engl J Med 346: 1113-8, 2002.

Albert CM, Hennekens CH, O'Donnell CJ, Ajani UA, Carey VJ, Willett WC, Ruskin JN, Manson JE. Fish consumption and sudden cardiac death. JAMA 279:23-8, 1998.

Albert CM, Ma J, Nader R, Stampler MJ, Ridker PM: Prospective study of C-reactive protein, homocysteine, and plasma lipid levels as predictors of sudden cardiac death. Circulation 105: 2595-9, 2002.

Alving B, Engström K, Wallin R, Saldeen T. Effect of eight years intake of stable fish oil. (Swedish). Hygiea 105(1):373, 1996.

Burr ML, Ashfield-Watt PAL, Dunstan FDJ, Fehily AM, Breay P, Ashton T, Zotos PC, Haboubi NAA, Elwood PC. Lack of benefit of dietary advice to men with angina: results of a controlled trial. Eur J Clin Nutr 57: 193-200, 2003.

Burr ML, Fehily AM, Gilbert JF, Rogers S, Holiday RM, Sweetnam PM, Elwood PC, Deadman NM. Effects of changes in fat, fish, and fibre intakes on death and myocardial infarction: Diet And Reinfarction Trial (DART). Lancet 2:757-61, 1989.

Chen H. Studies on cell injury induced by hypoxia-reoxygenation and oxidized low density lipoprotein. With special reference to the protective effect of mixed tocopherols, omega-3 fatty acids and transforming growth factor beta-1. Comprehensive Summaries of Uppsala Dissertations from the Faculty of Medicine, 1303. Doctoral thesis, Uppsala University, 2003.

Chen H, Li D, Chen J, Roberts GJ, Saldeen T, Mehta JL. EPA and DHA attenuate ox-LDL-induced expression of adhesion molecules in human coronary artery endothelial cells via protein kinase B pathway. Journal of Molecular and Cellular Cardiology 35: 769-75, 2003.

Chen H, Li D, Roberts GJ, Saldeen T, Mehta JL. Eicosapentaenoic acid inhibits hypoxia-reoxygenation-induced injury by attenuating upregulation of MMP-1 in adult rat myocytes. Cardiovascular Research 59:7-13, 2003.

Chen H, Li D, Saldeen T, Mehta JL. Fish oil attenuates ox-LDL induced expression of adhesion molecules in human coronary artery endothelial cells. Journal of American College of Cardiology 41: 273A (Suppl A), 2003.

Chen LY. Experimental studies on thrombosis and thrombolysis. With special reference to importance of lys-plasminogen, active site thrombin inhibitors and stable fish oil. Comprehensive Summaries of Uppsala Dissertations from the Faculty of Medicine 847. Doctoral Thesis, Uppsala University, 1999.

Chen LY, Jokela R, Li DY, Bowry A, Sandler H, Sjöquist M, Saldeen T, Mehta JL. Effect of stable fish oil on arterial thrombogenesis, platelet aggregation, and superoxide dismutase activity. J Cardiovasc Pharmacol 35: 502-5, 2000.

Chen LY, Sandler H, Sjöquist M, Jokela R, Saldeen T. Effects of natural stable fish oil on platelet aggregation and arterial thrombosis. (Swedish). Hygiea 107(1):350, 1998.

Chen LY, Saldeen T. Effect of lys-plasminogen, direct thrombin inhibitors and stable fish oil on experimental thrombosis and thrombolysis. (Swedish). Hygiea 109(3): 320, 1999.

Christensen JH, Gustenhoff P, Korup E. Effect of fish oil on heart rate variability in survivors of myocardial infarction: a double blind randomised controlled trial. BMJ 312:677-8, 1996.

Engström K, Alving B, Wallin R, Saldeen T. Effect of a combination of a low dose of acetylsalicyclic acid and stable fish oil on eicosanoids. (Swedish). Hygiea 105(1):373, 1996.

Engström K, Alving B, Wallin R, Saldeen T. Stable fish oil has better effect on cholesterol and joint stiffness than ordinary fish oil. (Swedish). Hygiea 105(1):373, 1996.

Engström K, Haglund O, Saldeen T. Effect of fish oil alone and in combination with evening primrose oil on prostanoids. (Swedish). Hygiea 104(2):361, 1995.

Engström K, Luostarinen R, Saldeen T. Production of thromboxane, prostacyclin and leukotriene B4 in whole blood after supplementation with stable fish oil. (Swedish). Hygiea 104(2):361-2, 1995.

Engström K, Luostarinen R, Saldeen T. Whole blood production of thromboxane, prostacyclin and leukotriene B4 after dietary fish oil supplementation in man: effect of vitamin E. prostaglandins Leukotrienes Essential Fatty Acids 54:419-25, 1996.

Engström K, Saldeen T. Stable fish oil increases favorable eicosanoids. (Swedish). Hygiea 106(2):354-5, 1997.

Engström K, Wallin R, Saldeen T. Effect of low-dose aspirin in combination with stable fish oil on eicosanoids. Lipidforum. Bergen, Norway 150, 1997.

Engström K, Wallin R, Saldeen T. Effect of low-dose aspirin in combination with stable fish oil on whole blood production of eicosanoids. Prostaglandins, Leukotrienes and Essential Fatty Acids, 64:291-7, 2001.

GISSI-Prevenzione Investigators. Dietary supplementation with n-3 poly-unsaturated fatty acids and vitamin E after myocardial infarction: results of the GISSI-Prevenzione trial: Gruppo Italiano per lo Studio della Sopravvivenza nell'Infarto miocardico. Lancet 354:447-55, 1999.

Haglund O, Effects of fish oil on risk factors for cardiovascular disease. Comprehensive Summaries of Uppsala Dissertations from the Faculty of Medicine 428. Doctoral Thesis, Uppsala University, 1993.

Haglund O, Effects of fish oil on risk factors for cardiovascular disease. Upsala

Journal of Medical Science 98:89-148, 1993.

Haglund O, Dutertre Y, Saldeen T. Eicosapentaenoic acid decreases nitric oxide activity and increases cell viability in a stimulated macrophage line. Possible implications for the involvement of (n-3) fatty acids in the protection against cardiovascular and inflammatory diseases. In: Comprehensive Summaries of Uppsala Dissertations from the Faculty of Medicine 428, 1999.

Haglund O, Hamfelt A, Hambraeus L, Saldeen T. Effects of fish oil supplemented with pyridoxine and folic acid on homocysteine, atherogenic index, fibrinogen and plasminogen activator inhibitor-1 in man. Nutrition Research 13:1351-65, 1993.

Haglund O, Luostarinen R, Wallin R, Alving B, Wibell L, Hambraeus L, Saldeen T. Effect of fish with oil and without supplementation with vitamin B. (Swedish). Hygiea 99(1):304, 1990.

Haglund O, Mehta JL, Saldeen T. Effects of fish oil on some parameters of fibrinolysis and lipoprotein (a) in healthy subjects. American Journal of Cardiology 74:189-92, 1994.

Haglund O, Mehta JL, Saldeen T. Effect of fish oil on some parameters of fibrinolysis. In: Fibrinolysis in disease. The malignant process. Interventions in thrombogenic mechanisms, and novel treatment modalities. CRC Press, Boca Raton 102-9, 1995.

Haglund O, Saldeen T, Luostarinen R, Wallin R. Fat fish and natural fish oil prevent cardiac death. Some possible mechanisms. (Swedish) Hygiea 100(2):321, 1991.

Haglund O, Wallin R, Wretling S, Hultberg B, Saldeen T. Effects of fish oil alone and combined with long chain (n-6) fatty acids on some coronary risk factors in male subjects. The Journal of Nutritional Biochemistry 9:629-35, 1998.

Hooper L, Thompson RL, Harrison RA, Summerbell CD, Moore H, Worthington Hv, Durrington PN, Ness AR, Capps NE, Davey Smith G, Riersma RA, Ebrahim SBJ. Omega 3 fatty acids for prevention and treatment of cardiovascular disease. The Cochrane Database of Systematic Reviews 2004, Issue 3.

Jabbar R, Saldeen T. A new risk indicator for sudden cardiac death. Upsala Journal of Medical Sciences. In press.

Kleiger RE, Miller JP, Bigger Jr T, Moss AJ. Decreased heart rate variability and its association with increased mortality after acute myocardial infarction. Am J Cardiol 59:256-62, 1987.

Lawson DL. Experimental studies on ischemic heart disease. Comprehensive Summaries of Uppsala Dissertations from the Faculty of Medicine 369. Doctoral Thesis, Uppsala University, 1992.

Lawson DL, Mehta JL, Saldeen K, Mehta P, Saldeen T. Omega-3 polyunsaturated fatty acids augment endothelium-dependent vasorelaxation by enhanced release of EDRF and vasodilator prostaglandins. Eicosanoids 4: 217-23, 1991.

Liu M. Effects of antioxidant and lipid lowering treatment on risk factors for cardiovascular disease. With special reference to mixed tocopherols and stable fish oil. Comprehensive Summaries of Uppsala Dissertations from the Faculty of Medicine 1206. Doctoral Thesis, Uppsala University, 2002.

Luostarinen R. Studies on (n-3) polyunsaturated fatty acids. With special reference to cardiovascular disease. Comprehensive Summaries of Uppsala Dissertations from the Faculty of Medicine 558. Doctoral Thesis, Uppsala University, 1995.

Luostarinen R, Alving B, Saldeen T. (n-3) fatty acids increase superoxide dismutase (SOD) activity in heart muscle in rat. Effect on prostacyclin/thromboxane ratio. (Swedish). Hygiea 103(1):347-8, 1994.

Luostarinen R, Boberg M, Saldeen T. Fatty acid composition in total phospholipids of human coronary arteries in sudden cardiac death. Atherosclerosis 99:187-93, 1993.

Luostarinen R, Haglund O, Wallin R, Saldeen T. Influence of omega-3 polyunsaturated fatty acids (PUFA) on leukocyte function. Hygiea 97(1):316, 1988.

188

Luostarinen R, Saldeen T. Effect of dietary fish oil on neutrophil superoxide production. Omega-3 Symposium, Omega-3 fatty acids. Metabolism & Biological Effects, Oslo, Norway 154, 1992.

Luostarinen R, Saldeen T. Effect of fish oil on superoxide production in leukocytes. (Swedish). Hygiea 101(2):352, 1992.

Luostarinen R, Saldeen T. Dietary fish oil decreases superoxide generation by human neutrophils: relation to cyclooxygenase pathway and lysosomal enzyme relase. Prostaglandins Leukotrienes Essential Fatty Acids 55:167-72, 1996.

Luostarinen R, Siegbahn A, Saldeen T. Effect of dietary fish oil supplemented with different doses of vitamin E on neutrophil chemotaxis in healthy volunteers. Nutrition Research 12:1419-30, 1992.

Luostarinen R, Wallin R, Saldeen T. Dietary (n-3) fatty acids increase superoxide dismutase activity and decrease thromboxane production in the rat heart. Nutrition Research 17: 163-75, 1997.

Luostarinen R, Wallin R, Wibell L, Saldeen T. Vitamin E supplementation counteracts the fish oil induced increasse of blood glucose in humans. Nutrition Research 15: 953-68, 1995.

Mehta JL, Lawson D, Saldeen T. Reduction in plasminogen activator inhibitor-1 (PAI-1) with omega-3 polyunsaturated fatty acid (PUFA) intake. American Heart Journal 116:1201-6, 1988.

Mehta JL, Nicolini F, Saldeen T. Fish oil: Panacea or fish tale? Journal of Myocardial Ischemia 3:13-4, 1991.

Mehta JL, Nichols WW, Donnelly WH, Lawson DL, Thompson L, ter Riet M, Saldeen T. Protection by superoxide dismutase from myocardial dysfunction and attenuation of vasodilator reserve after coronary occlusion and reperfusion in dog. Circulation Research 65:1283-95, 1989.

Mehta JL, Nichols WW, Saldeen T, Chandna VK, Nicolini FA, Lawson DL, ter Riet MF. Superoxide dismutase decreases reperfusion arrhythmias and preserves myocardial function during thrombolysis with tissue plasminogen activator. Journal of Cardiovascular Pharmacology 16:112-

20, 1990.

Minihane AM, Khan S, Leigh-firbank EC, Talmud P, Wright JW, Murphy MC, Griffin BC, Williams CM. ApoE polymorfism and fish oil supplementation in subjects with an atherogenic lipoprotein phenotype. Arterioscler Thromb Vasc Biol 20: 1990-7, 2000.

Persson C, Glimelius B, Rönnelid J, Nygren P. Impact of dietary advice, fish oil and melatonin on cachexia in patients with advanced gastrointestinal cancer; a pilot study. In: Improved Nutritional Support in Cancer Patients. Comprehensive University Summaries of Uppsala Dissertations from the Faculty of Medicine 1115. Doctoral thesis, Uppsala University, 2002.

Saldeen T. Eskimos, cardiovascular disease and inflammation. (Swedish). Plantago 8:10, 1990.

Saldeen T. Effects of omega-3 fatty acids in cardiovascular and pulmonary disease. Tuberculosis and Respiratory Diseases 44:25-32, 1997.

Saldeen T. Fish oil and Health. Positive Health 19, 1997, pp. 1-6.

Saldeen T. Fish oil and Health with Focus on Natural Stable Fish Oil. SwedeHealth Press. Uppsala, Sweden, 1997, pp. 1-63.

Saldeen T. Mechanisms behind the anti-inflammatory effects of stable fish oil. (Swedish). Hygiea 109(2):331, 2000.

Saldeen T. Effect of fish oil on sudden cardiac death. (Swedish). Medikament 2: (8): 62-7, 2001.

Saldeen T. Positive and negative effects of omega-3 fatty acids. Swedish Academy of Pharmaceutical Sciences 2005: 99.

Saldeen T, Engström K, Jokela R, Walin R. Importance of in vitro stability for in vivo effects of fish oils. The Royal Society of Chemistry, Cambridge, UK. Special Publication 240: 326-30, 1999.

Saldeen T, Haglund O, Luostarinen R. Fish oil and nitric oxide. (Swedish). Hygiea 101(2):354, 1992.

Saldeen T, Luostarinen R, Haglund O, Wallin R. N-3 fatty acids and ischemic heart disease. Lipidforum, Bergen, Norway, 1993, pp. 20-34.

Saldeen T, Luostarinen R, Haglund O, Wallin R. N-3 fatty acids and sudden cardiac death. (Swedish). Hygiea 103(1):347, 1994.

Saldeen T, Luostarinen R, Haglund O, Wallin R, Mehta JL. N-3 fatty acids and cardiovascular disease. Scientific Conference on Omega-3 Fatty Acids in Nutrition, Vascular Biology and Medicine. Houston, Texas 30, 1994.

Saldeen T, Luostarinen R, Mehta JL. N-3 fatty acids and sudden cardiac death. In n-3 fatty acids: Prevention and treatment in vascular disease. Bi & Gi Publishers, Verona, Springer Verlag, London, 125-39, 1995.

Saldeen T, Mehta JL. Fish oil-potential therapy for inflammatory atherosclerosis. In: Inflammatory and infection basis of atherosclerosis. (Ed. J. L. Mehta). Dirkhäusen Verlag AG, Basel, Switzerland, 2001, pp. 243-57.

Saldeen T, Mehta JL. Fish oil-a dietary modality for the prevention and treatment of ischemic heart disease. Recent Research Developments in Nutrition. 4: 7-16, 2001.

Saldeen T, Mehta JL. Dietary modulations in the prevention of coronary artery disease: A special emphasis on vitamins and fish oil. Current Opinion in Cardiology 17: 559-67, 2002.

Saldeen T, Wallin R, Alving B, Marklinder I. Effect of a small dose of fish oil as substitution for margarine in bread. (Swedish). Hygiea 103(1):348, 1994.

Saldeen T, Yang B, Nichols W, Mehta J. Effect of fish oil on myocardial ischemia and reperfusion. (Swedish). Hygiea 101(2): 351, 1992.

Siscovick DS, Raghunathan TE, King I, Weinmann S, Wicklund KG, Albright J, Bovbjerg VE, Arbogast P, Smith H, Kushi LH. Dietary intake and cell membrane levels of long-chain n-3 polyunsaturated fatty acids and the risk of primary cardiac arrest. JAMA 274:1363-7, 1995.

Siscovick DS, Raghunathan TE, King I, Weinmann S, Bovbjerg VE, Kuski L, Cobb LA, Copass MK, Psaty BM, Lemaitre R, Retzlaff B, Knopp RH. Dietary intake of long-chain n-3 polyunsaturated fatty acids and the risk of primary cardiac arrest. Am J Clin Nutr 71(suppl): 208S-12S, 2000.

Studer M, Briel M, Leimenstoll B, Glass TR, Bucher HC. Effect of different antilipidemic agents and diets on mortality. Arch Intern Med 165: 725-30, 2005.

191

Thies F, Garry JMC, Yaqoob P, Rerkasem K, Williams J, Shearman CP, Gallager PJ, Calder PC, Gromble RF. Association of n-3 polyunsaturated fatty acids with stability of atherosclerotic plaques: a randomized controlled trial. Lancet 361: 477-85, 2003.

Yang BC. Protective effects of platelets and stable fish oil against ischemia/reperfusion injury: role of nitric oxide and antioxidants. Comprehensive Summaries of Uppsala Dissertations from the Faculty of Medicine 634. Doctoral Thesis, Uppsala University, 1996.

Yang BC, Mehta JL, Saldeen T. Effect of platelets and stable fish oil on ischemia/reperfusion injury: Importance of nitric oxide and antioxidants. (Swedish). Hygiea 105(1):372, 1996.

Yang BC, Saldeen T, Bryant JL, Nichols WW, Mehta JL. Long-term dietary fish oil supplementation protects against ischemia-reperfusion-induced myocardial dysfunction in isolated rat hearts. American Heart Journal 126:1287-92, 1993.

Yang BC, Saldeen T, Nichols WW, Mehta JL. Dietary fish oil supplementation attenuates myocardial dysfunction and injury caused by global ischemia and reperfusion in isolated rat hearts. Journal of Nutrition 123: 2067-74, 1993.

Yang B, Saldeen T, Nichols W, Mehta J. Dietary fish oil supplementation protects against myocardial dysfunction and arrhythmias caused by ischemia and reperfusion in isolated rat hearts. Journal of American College of Cardiology 21:99 A, 1993.

von Schacky C. The role of omega-3 fatty acids in cardiovascular disease. Curr Atheroscler Rep 5: 139-45, 2003.

von Schacky C. Omega-3 fatty acids and cardiovascular disease. Curr Opin Nutr Metab Care 7: 131-6, 2004.

Chapter 7: Omega-3 improves blood lipids, blood circulation, blood pressure, and
the elasticity of blood vessels

Bryant J, Yang B, Mehta P, Saldeen T, Mehta J. Dietary fish oil decreases
superoxide radical generation without affecting nitric oxide synthase
activity: a mechanism of vasorelaxation. Journal of American College of
Cardiology 21:430 A, 1993.

Engström K, Alving B, Wallin R, Saldeen T. Stable fish oil has better effect on
cholesterol and joint stiffness than ordinary fish oil. (Swedish). Hygiea 105:
373, 1996.

Engström K, Alving B, Wallin R, Saldeen T. Effect of addition of stable fish oil to
caviar on blood lipids. (Swedish). Hygiea 105(1):373, 1996.

Engström K, Luostarinen R, Saldeen T. Whole blood production of
thromboxane, prostacyclin and leukotriene B4 after dietary fish oil
supplementation in man: effect of vitamin E. Prostaglandins Leukotrienes
Essential Fatty Acids 54:419-25, 1996.

Engström K, Saldeen A-S, Rönneberg R, Wallin R, Mehta J, Saldeen T. Effect of
EPA and DHA on blood vessel relaxation. (Swedish). Hygiea 105(1):374,
1996.

Engström K, Wallin R, Saldeen T. Effects of Scandinavian caviar paste enriched
with a stable fish oil on plasma phospholipid fatty acids and lipid
peroxidation. European Journal of Clinical Nutrition 57: 1052-9, 2003.

Haglund O, Landelius J, Luostarinen R, Alving B, Saldeen T. Fish oil improves
arterial compliance (Swedish). Hygiea 99 (1): 303, 1990.

Haglund O, Luostarinen R, Alving B, Wallin R, Saldeen T. Effect of fish oil on
triglycerides, cholesterol, lipoprotein(a), atherogenic index and fibrinogen.
Influence of degree of purification of the oil. Hygiea 101(2):352, 1992.

Haglund O, Luostarinen R, Wallin R, Boberg M, Vessby B, Saldeen T. Effects of
omega-3 fatty acids on serum lipids, fatty acids in plasma lipid esters,
fibrinogen and malondialdehyde in plasma. Thrombosis and Haemostasis
62(1):290, 1989.

Haglund O, Luostarinen R, Wallin R, Saldeen T. Effect of a new fluid fish oil concentrate, Eskimo-3, on triglycerides, cholesterol and fibrinogen. Int Soc Appl Cardiovasc Biol 114, 1989.

Haglund O, Luostarinen R, Wallin R, Saldeen T. Effect of a new fluid fish oil concentrate, Eskimo-3, on triglycerides, cholesterol and fibrinogen. International Journal of Microcirculation: Clinical and Experimental 8:839, 1989.

Haglund O, Luostarinen R, Wallin R, Saldeen T. Effect of a new fluid fish oil concentrate, Eskimo-3, on triglycerides, cholesterol and fibrinogen. BioScience 2:342, 1989.

Haglund O, Luostarinen R, Wallin R, Saldeen T. Effects of fish oil on triglycerides, cholesterol, lipoprotein(a), atherogenic index and fibrinogen. Influence of degree of purification of the oil. Nutrition Research 12:445-68, 1992.

Haglund O, Luostarinen R, Wallin R, Saldeen T. Effects of fish oil on triglycerides, cholesterol, lipoprotein (a), atherogenic index and fibrinogen. Influence of degree of purification of the oil. Omega-3 Symposium, Omega-3 fatty acids. Metabolism & Biological Effects, Oslo, Norway 151, 1992.

Haglund O, Luostarinen R, Wallin R, Wibell L, Saldeen T. Effect of fish oil on fibrinolysis, fibrinogen and lipoprotein(a) (Lp(a)). (Swedish) Hygiea 99(1):304, 1990.

Haglund O, Mehta JL, Saldeen T. Effects of fish oil on some parameters of fibrinolysis and lipoprotein (a) in healthy subjects. American Journal of Cardiology 74:189-92, 1994.

Haglund O, Wallin R, Luostarinen R, Alving B, Sandhagen B, Saldeen T. Effect of a new fluid fish oil concentrate, Eskimo-3, on triglycerides, cholesterol, blood pressure, fibrinogen and Whole blood viscosity. (Swedish) Hygiea 98(5):324, 1989.

Haglund O, Wallin R, Luostarinen R, Saldeen T. Effects of a new fluid fish oil concentrate, Eskimo-3, on triglycerides, cholesterol, fibrinogen and blood pressure. Lipid Digest 8:29-31, 1990.

Haglund O, Wallin R, Luostarinen R, Saldeen T. Effects of a new fluid fish oil concentrate, Eskimo-3, on triglycerides, cholesterol, fibrinogen and blood pressure. Journal of Internal Medicine 227:347-53, 1990.

Haglund O, Åslund A, Luostarinen R, Saldeen T. Importance of base-line value and changes in n-3 fatty acids in plasma for the effect of fish oil on blood lipids. (Swedish). Hygiea 103(1): 347, 1994.

Hokanson JE, Austin MA. Plasma triglyceride level is a risk factor for cholesterol level: a meta-analysis of population-based prospective studies. J Cardiovasc Risk 3:213-9, 1996.

Lawson D, Mehta J, Saldeen K, Mehta P, Haglund O, Saldeen T. Fish oil relaxes blood vessels and increases EDRF (nitric oxide). (Swedish). Hygiea 100(2):318, 1991.

Lawson DL, Mehta JL, Saldeen K, Mehta P, Saldeen T. Omega-3 polyunsaturated fatty acids augment endothelium-dependent vasorelaxation by enhanced release of EDRF and vasodilator prostaglandins. Eicosanoids 4: 217-23, 1991.

Liu M, Wallin R, Saldeen T. Effect of bread containing stable fish oil on fatty acids, triglycerides, HDL-cholesterol and malondialdehyde in patients with hyperlipidemia. Hygiea 110(2): 326, 2001.

Liu M, Wallin R, Saldeen T. Effect of bread containing stable fish oil on plasma phospholipid fatty acids, triglycerides, HDL cholesterol, and malondialdehyde in subjects with hyperlipidemia. Nutrition Research 21:1403-10, 2001.

Liu M, Wallin R, Wallmon A, Saldeen T. Fish fatty acids in a Swedish population. Effect of stable fish oil. (Swedish). Hygiea 109(2):332, 2000.

Liu M, Wallmon A, Pellrud R, Wallin R, Saldeen T. Effect of stable fish oil and simvastatin on lipoproteins in plasma in patients with hyperlipidemia. (Swedish). Hygiea 110(2): 327, 2001.

Liu M, Wallmon A, wallin R, Saldeen T. Effects of a stable fish oil and simvastatin on plasma lipoproteins in patients with hyperlipidemia. Nutrition Research 23:1027-34, 2003.

McVeigh GE, Brennan GM, Cohn JN, Finkelstein SM, Hayes RJ, Johnston GD.

Fish oil improves arterial compliance in non-insulin-dependent diabetes mellitus. Arterioscler Thromb 14: 1425-9, 1994.

Nestel P, Shige H, Pomeroy S, Cehun M, Abbey M, Raederstorff D. The n-3 fatty acids eicosapentaenoic acid and docosahexaenoic acid increase systemic arterial compliance in humans. Am J Clin Nutr 76:325-30, 2002.

Saldeen A-S, Yang B, Chen L, Engström K, Mehta JL, Saldeen T. Importance of long chain fatty acids and antioxidants in fish oils for their effect on vascular tissue and brain. Journal of Investigative Medicine 45:209A, 1997.

Saldeen A-S, Yang B, Chen L, Engström K, Mehta JL, Saldeen T. Importance of EPA, DHA and antioxidants in fish oils for their effect on vascular tissue and brain. Prostaglandins, Leukotrienes and Essential Fatty Acids 57:262, 1997.

Saldeen A-S, Yang B, Chen L, Engström K, R ø nneberg R, Mehta JL, Saldeen T. Importance of EPA, DHA and antioxidants in fish oils for their effect on vascular tissue and brain. Lipidforum, Bergen, Norway 149, 1997.

Saldeen T. Fish Oil and Health with Focus on Natural Stable Fish Oil. SwedeHealth Press. Uppsala, Sweden, 1997, pp. 1-63.

Saldeen T, Engström K, Jokela R, Walin R. Importance of in vitro stability for in vivo effects of fish oils. The Royal Society of Chemistry, Cambridge, UK. Special Publication 240: 326-30, 1999.

Saldeen T, Mehta J. Dietary modulations in the prevention of coronary artery disease: A special emphasis on vitamins and fish oil. Current Opinion in Cardiology 17: 559-67, 2002.

Saldeen T, Wallin R, Alving B, Marklinder I. Effect of fish oil in bread on fatty acids in plasma phospholipids and on serum triglycerides. In: Lambertsen G. (Ed.): Lipids from the sea. Lipidforum, Bergen, Norway 77, 1994.

Saldeen T, Wallin R, Marklinder I. Effects of a small dose of stable fish oil substituted for margarine in bread on plasma phoshpholipid fatty acids and serum triglycerides. Nutrition Research 18: 1483-92, 1998.

Singer P, Melzer S, Goschel M, Augustin S, Fish oil amplifies the effect of propranolol in mild essential hypertension. Hypertension 16: 682-91, 1990.

Wallin R, Qvarnström A, Saldeen T. Blood lipid changes are common in a Swedish population. (Swedish). Hygiea 109(3):319, 1999.

Chapter 8: The importance of the stability of omega-3 for its effects

Berstad B, Seljeflot I, Veieröd B, Hjerkinn EM, Arnesen H, Pedersen J. Supplementation with fish oil affects the association between very long-chain n-3 polyunsaturated fatty acids in serum non-esterified fatty acids and soluble vascular cell adhesion molecule-1. Clin Science 105: 13-20, 2003.

Haglund O, Luostarinen R, Wallin R, Saldeen T. Effects of fish oil on triglycerides, cholesterol, lipoprotein (a), atherogenic index and fibrinogen. Influence of degree of purification of the oil. Nutrition Research 12:445-68, 1992.

Haglund O, Luostarinen R, Wallin R, Wibell L, Saldeen T. Effect of fish oil with different amounts of vitamin E on blood lipids, fibrinogen, glucose and malondialdehyde. (Swedish) Hygiea 99(1):304-5, 1990.

Haglund O, Luostarinen R, Wallin R, Wibell L, Saldeen T. The effects of fish oil on triglycerides, cholesterol, fibrinogen and malondialdehyde in humans supplemented with vitamin E. Journal of Nutrition 121:165-9, 1991.

Haglund O, Mehta JL, Saldeen T. Effects of fish oil on some parameters of fibrinolysis and lipoprotein (a) in healthy subjects. American Journal of Cardiology 74:189-92, 1994.

Haglund O, Wallin R, Luostarinen R, Saldeen T. Effects of a new fluid fish oil concentrate, Eskimo-3, on triglycerides, cholesterol, fibrinogen and blood pressure. Journal of Internal Medicine 227:347-53, 1990.

Hau MF, Smelt AH, Bindels AJ, Sijbrands EJ, Van der Laarse A, Onkenhout W, van Duyvenvoored W, Princen HM. Effects of fish oil on oxidation resistance of VLDL in hypertriglyceridemic patients. Arteriscler Thromb Vasc Biol 16: 1197-202, 1996.

Johansen O. Studies on coronary angioplasty, restenosis and very long chain n-3 fatty acids (Doctoral thesis) Oslo, Norway: Department of Cardiology, Ullevål Hospital, University of Oslo; 1999, pp. 17-18.

Johansen O, Seljeflot I, Höstmark AT, Arnesen H. The effect of supplementation with omega-3 fatty acids on soluble markers of endothelial function in patients with coronary heart disease. Arterioscler Thromb Vasc Biol 19: 1681-6, 1999.

Jokela R, Engström K, Alving B, Wallin R, Saldeen T. Effect of fish oil with and without Pufanox on prostanoids, lipid peroxidation and blood glucose. (Swedish). Hygiea 104(2):361, 1995.

Jokela R, Engström K, Wallin R, Saldeen T. Importance of in vitro stability for in vivo effects of fish oils. (Swedish). Hygiea 107(1):349, 1998.

Jokela R, Engström K, Wallin R, Saldeen T. Effect of in vitro stability of fish oil on lipid peroxidation and prostanoids in vivo. Upsala Journal of Medical Sciences 103:213-21, 1998 (Awarded a prize).

Luostarinen R, Laasonen K, Calder P. Alpha-tocopherol concentrations, lipid peroxidation and superoxide dismutase and glutathione peroxidase activities in rat heart and liver after feeding stabilized and unstabilized fish oil. Nutrition Research 21:1529-44, 2001.

Luostarinen R, Siegbahn A, Saldeen T. Effect of dietary fish oil supplemented with different doses of vitamin E on neutrophil chemotaxis. Omega-3 Symposium, Omega-3 fatty acids. Metabolism & Biological Effects, Oslo, Norway 155, 1992.

Luostarinen R, Siegbahn A, Saldeen T. Effect of fish oil with different contents of vitamin E on chemotaxis. (Swedish). Hygiea 101(2):351, 1992.

Luostarinen R, Wallin R, Alving B, Saldeen T. Vitamin E prevents increase in blood glucose after fish oil treatment. (Swedish). Hygiea 102(3):343, 1993.

Luostarinen R, Wallin R, Jokela R, Saldeen T. Effect of fish oil with different concentrations of vitamin E on blood cholesterol and malondialdehyde in rat heart. (Swedish). Hygiea 102(3):344, 1993.

Luostarinen R, Wallin R, Wibell L, Saldeen T. Vitamin E supplementation counteracts the fish oil-induced increase of blood glucose in humans. Nutrition Research 15: 953-68, 1995.

Lussier-Cacan S, Dubreuil-Quidoz S, Roederer G, Lebouf N, Boulet L, de Langavant GC, Davignon J, Naruszewicz M. Influence of probucol on enhanced LDL oxidation after fish oil treatment of hyper-triglyceridemic patients. Arterioscler Thromb 13: 1790-7, 1993.

Saldeen T. Fish Oil and Health with Focus on Natural Stable Fish Oil. SwedeHealth Press. Uppsala, Sweden, 1997, pp. 1-63.

Saldeen T, Engström K, Jokela R, Wallin R. Importance of in vitro stability for in vivo effects of fish oils. In: Natural antioxidants and anticarcinogens in nutrition, health and disease. The Royal Society of Chemistry, Cambridge, UK. Special Publication 240: 326-30, 1999.

Saldeen T, Luostarinen R, Engström K, Wallin R. Importance of extra vitamin E for the effects of a stabilized fish oil in humans. Lipidforum, Bergen, Norway 43-6, 1995.

Seljeflot I, Johansen O, Arnesen H, Eggesbo JB, Westwik AB, Kierulf P. Procoagulant activity and cytokine expression in whole blood cultures from patients with atherosclerosis supplemented with omega-3 fatty acids. Thromb Haemost 81: 566-70, 1999.

Stalenhoef AF, de Graaf J, Wittekoek ME, Bredie SJ, Demacker PN, Kastelein JJ. The effect of concentrated n-3 fatty acids versus gemfibrozil on plasma lipoproteins, low density lipoprotein heterogeneity and oxidizability in patients with hypertriglyceridemia. Atherosclerosis 153: 129-38, 2000.

Wallin R, Saldeen T. Oxidation of n-3 fatty acids. (Swedish). Hygiea 101(2):352, 1992.

Wallin R, Saldeen T. Oxidation of n-3 fatty acids. Metabolism and biological effects. Omega-3 Symposium, Omega-3 fatty acids. Metabolism & Biological Effects, Oslo, Norway 119, 1992.

199

Chapter 9: Omega-3 and diabetes

Altomare E, Vendemiale G, Chicco D, Procacci V, Cirelli F. Increased lipid peroxidation in type 2 poorly controlled diabetic patients. Diabet Metab 18:264-71, 1992.

Borkman M, Chisholm DJ, Furler SM, Storlien LH, Kraegen EW, Simons LA, Chesterman CN. Effects of fish oil supplementation on glucose and lipid metabolism in NIDDM. Diabetes 38: 1314-9, 1989.

Glauber H, Wallace P, Griver K, Brechtel G. Adverse metabolic effect of omega-3 fatty acids in non-insulin-dependent diabetes mellitus. Ann Intern Med 108: 663-8, 1988.

Luostarinen R, Wallin R, Wibell L, Saldeen T. Vitamin E supplementation counteracts the fish oil-induced increase of blood glucose in humans. Nutrition Research 15:953-68, 1995.

Popp-Snijders C, Schouten JA, Heine RJ, van der Meer J, van der Veen EA. Dietary supplementation of omega-3 polyunsaturated fatty acids improves insulin sensitivity in non-insulin-dependent diabetes. Diabetes Res 4: 141-7, 1987.

Saldeen T. Fish Oil and Health with Focus on Natural Stable Fish Oil. SwedeHealth Press. Uppsala, Sweden, 1997, pp. 1-63.

Stene LC, Ulriksen J, Magnus P, Joner G. Use of cod liver oil during pregnancy associated with lower risk of Type 1 diabetes in the offspring. Diabetologia 43: 1093-8, 2000.

Storlien LH, Jenkins AB, Chisholm DJ, Pascoe WS, Khouri S, Kraeger EW. Influence of dietary fat composition on development of insulin resistance in rats. Relationship to muscle triglyceride and n-3 fatty acids in muscle phospholipids. Diabetes 40: 280-9, 1991.

Tsitouris PD, Gucciardo F, Salbe AD, Harman SM. High omega-3 oral intake improves insulin sensitivity but does not affect other endocrine axes in older healthy adults. Abstract. Endocrine Society meeting, 2005.

Vessby B, Karlström B, Boberg M, Lithell H, Berne C. Polyunsaturated fatty acids may impair blood glucose control in type 2 diabetic patients. Diabet Med 9: 126-33, 1992.

Chapter 10: Omega-3 protects your joints

Belch JJF, Ansell D, Madhok R, Dowd AO, Sturock RD. Effects of altering dietary essential fatty acids on requirements for non-steroidal anti-inflammatory drugs in patients with rheumatoid arthritis: a double blind placebo controlled study. Ann Rheum Dis 47:96-104, 1988.

Bigaouette J, Timchalk MA, Kremer JM. Nutritional adequacy of diet and supplements in patients with rheumatoid arthritis taking medication. J Am Diet Assoc 87:11-2, 1987.

Claassen N, Coetzer H, Steinmann CM, Kruger MC. The effect of different n-6/n-3 essential fatty acid ratios on calcium balance and bone in rats. Prostaglandins Leukot Essent Fatty Acids 53: 13-9, 1995.

Cleland LG, French JK, Betts WH, Murphy GA, Elliott MJ. Clinical and biochemical effects of dietary fish oil supplements in rheumatoid arthritis. J Rheumatol 15:1471-5, 1988.

Curtis CL, Rees SG, Cramp J, Flannery CR, Hughes CE, Little CB, Williams R, Wilson C, Dent CM, Harwood JL, Caterson B. Effects of n-3 fatty acids on cartilage metabolism. Proc Nutr Soc 61:381-9, 2002.

Endres S, Ghorbani R, Kelley VE, Georgilis K, Lonneman G, van der Meer JW, Cannon JG, Rogert S, Klempner MS, Weber PC. The effects of dietary supplementation with n-3 polyunsaturated fatty acids on the synthesis of interleukin-1 and tumor necrosis factor by mononuclear cells. N Engl J Med 320:265-71, 1989.

Engström K, Alving B, Wallin R, Saldeen T. Stable fish oil has better effect on cholesterol and joint stiffness than ordinary fish oil. Hygiea 105: 373, 1996.

Espersen GT, Grunne N, Lervang HH, Nielsen GL, Thomsen BS, Faarvang KL, Dyerberg J, Ernst E. Decreased interleukin-1 beta levels in plasma from rheumatoid arthritis patients after dietary supplementation with n-3 polyunsaturated fatty acids. Clin Rheumatol 11:393-5, 1992.

Fortin PR, Lew RA, Liang MH, Wright EA, Beckett LA, Chalmers TC, Sperling RJ. Validation of a meta-analysis: The effects of fish oil in rheumatoid arthritis. J Clin Epidemiol 48: 1379-90, 1995.

Geusens P, Wouters C, Nijs J, Jiang Y, Dequeker J. Long-term effect of n-3 fatty acid supplementation in active rheumatoid arthritis: a 12 month double blind controlled study. Arthritis Rheum 37:824-9, 1994.

Kjeldsen-Kragh J, Lund JA, Riise T, Finnager B, Haaland K, Funstad R, Mikkelsen K, Forre O. Dietary omega-3 fatty acid supplementation and naproxen treatment in patients with rheumatoid arthritis. J Rheumatol 19:1531-6, 1992.

Kremer JM. Clinical studies of n-3 fatty acid supplementation in patients with rheumatoid arthritis. Rheum Dis Clin North Am 17:391-402, 1992.

Kremer JM. Nutrition in the rheumatic disease. In: Textbook of rheumatology. 5th ed. Philadelphia: WB Saunders, 1997, pp. 521-33.

Kremer JM, Biguouette J, Michalek AU. Effects of manipulating dietary fatty acids on clinical manifestations of rheumatoid arthritis. Lancet 1:184-7, 1985.

Kremer JM, Jubiz W, Michalek A, Rynes RJ, Bartholomew LE, Bigaoutte J, Timchalk M, Beeler D, Liniger L. Fish oil fatty acid supplementation in active rheumatoid arthritis: a double-blinded, controlled crossover study. Ann Intern Med 106:497-503, 1987.

Kremer JM, Lawrence DA, Jubiz W, DiGiacomo R, Rynes R, Bartholomew LE, Sherman M. Dietary fish oil and olive oil supplementation in patients with rheumatoid arthritis. Arthritis Rheum 33:810-20, 1990.

Kremer JM, Lawrence DA, Petrillo GF, Litts LL, Mullaly PM, Rynes RI, Stocker RP, Parhani N, Greenstein NS, Fuchs BR. Effects of high-dose fish oil on rheumatoid arthritis after stopping nonsteroidal antiinflammatory drugs: clinical and immune correlates. Arthritis Rheum 38:1107-14, 1995.

Kruger MC, Horrobin DF. Calcium metabolism, osteoporosis, and essential fatty acids: a review. Prog Lipid Res 36: 131-51, 1997.

Lau CS, Morely KD, Belch JJ. Effects of fish oil supplementation on the non-steroidal anti-inflammatory drug requirements in patients with mild rheumatoid arthritis: a double blind placebo controlled study. Br J Rheumatol 32:982-9, 1993.

Lee TH, Hoover RL, Williams JD, Sperling RJ, Ravalese J, Spur BW, Corey EJ, Lewis RA, Austen KF. Effect of dietary enrichment with eicosapentaenoic and docosahexaenoic acids on the in vitro neutrophil and monocyte leukotrienic generation and neutrophil function. N Engl J Med 312:1217-24, 1985.

Lewis RA, Austin KF, Soberman RJ. Leukotrienes and other products of the 5-lipoxygenase pathway. N Engl J Med 323:645-55, 1990.

Nielsen GI, Faarvang KL, Thomsen BS, Teglbjaerg KL, Jensen LT, Hansen TM, Lervang HH; Schmidt EB, Dyerberg J, Ernst E. The effects of dietary supplementation with n-3 polyunsaturated fatty acids in patients with rheumatoid arthritis: a randomized, double blind trial. Eur J Clin Invest 22:687-91, 1992.

Robinson DR, Tateno S, Balkrishna P, Hirai A. Lipid mediators of inflammatory and immune reactions. J Parenter Enteral Nutr 12:375-425, 1988.

Saldeen T. Fish Oil and Health with Focus on Natural Stable Fish Oil. SwedeHealth Press. Uppsala, Sweden, 1997, pp. 1-63.

Sköldstam L, Börjesson O, Kjellman A, Seiving B, Åkesson B. Effect of six months of fish oil supplementation in stable rheumatoid arthritis: a double blind, controlled study. Scand J Rheumatol 21:178-85, 1990.

Sperling RI, Weinblatt M, Robin JL, Ravalese J, Hoover RL, House F, Coblyn JS, Fraser PA, Spur BW, Robinson DR. Effects of dietary supplementation with marine fish oil on leukocyte lipid mediator generation and function in rheumatoid arthritis. Arthritis Rheum 30:988-97, 1987.

Stenson WF, Cort D, Rodgers J, Burakoff R, DeSchtyver-Kecskemeti K, Granlich TL, Becker W. Dietary supplementation with fish oil in ulcerative colitis. Ann Intern Med 116:609-14, 1992.

Van Der Temple H, Tulleken JF, Limburg PC, Muskiet FAJ, van Riiswijk MH.

Defects of fish oil supplementation in rheumatoid arthritis. Ann Rheum Dis 49:76-80, 1990.

Watkins BA, Li Y, Lippman HE, Feng S. Modulatory effect of omega-3 polyunsaturated fatty acids on osteoblast function and bone metabolism. Prostaglandins, Leukotrienes and Essential Fatty Acids 68:387-98, 2003.

Chapter 11: Omega-3 protects your skin

Björneboe A, Soyland E, Bjorneboe GE, Rajka G, Drebon CA. Effect of w-3 fatty acid supplement to patients with atopic dermatitis. J Intern Med (Suppl 1): 731: 233-6, 1989.

Iversen L, Kragballe K. Arachidonic acid metabolism in skin health and disease. Prostaglandins Other Lipid Mediat 63: 25-42, 2000.

Puglia C, Tropea S, Rizza, Santagati NA, Bonina F. In vitro percutaneous absorption studies and in vivo evaluation of anti-inflammatory activity of essential fatty acids (EFA) from fish oil extracts. Int J Pharm 11: 299: 41-8, 2005.

Purba M, Kouris-Blazos A, Wattanapenpaiboom N, Lukito W, Rothenberg EM, Steen BC, Wahlqvist ML. Skin wrinkling: Can food make a difference? J Am Coll Nutr 20: 71-80, 2001.

Reilly DM, Parslew R, Sharpe GR, Powell S, Green MR. Inflammatory mediators in normal, sensitive, and diseased skin types. Acta Derm Venerol 80: 171-74, 2000.

Saldeen T. Fish Oil and Health with Focus on Natural Stable Fish Oil. SwedeHealth Press. Uppsala, Sweden, 1997, pp. 1-63.

Sies H, Stahl W. Nutritional protection against skin damage from sunlight. Annu Rev Nutr 24: 173-200, 2004.

Chapter 12: Omega-3 and cancer

Dewailly E, Mulvad G, Sloth Pedersen H, Hansen JC, Behrendt N, Hart Hansen

JP. Inuit are protected against prostate cancer. Cancer Epidemiol Biomark Prev 12: 926-7, 2003.

Hardman WE. (n-3) fatty acids and cancer therapy. J Nutr 134: 3427S-30S, 2004.

Leitzmann MF, Stampfer MJ, Michael DS, Augustsson K, Colditz GC, Willett WC, Giovannucci EL. Dietary intake of n-3 and n-6 fatty acids and the risk of prostate cancer. Am J Clin Nutr 80: 204-16, 2004.

MacLean CH, Newberry SJ, Mojica WA, Khanna P, Issa AM, Suttorp MJ, Lim Y-W, Traina SB, Hilton L, Garland R, Morton SC. Effects of omega-3 fatty acids on cancer risk. JAMA 295: 403-15, 2006.

Rose DP, Connolly JM. Omega-3 fatty acids as cancer chemopreventive agents. Pharmacol Therap 83:217-44, 1999.

Sauer LA, Dauchy RT, Blask DE. Mechanism for the antitumor and anticachectic effects of n-3 fatty acids. Cancer Res 60: 5289-95, 2000.

Terry P, Lichtenstein P, Feychting M, Ahlbom A, Wolk A. Fatty fish consumption and risk of prostate cancer. Lancet 357: 1764-66, 2001.

Terry PD, Terry JB, Rohan TE. Long-chain (n-3) fatty acid intake and risk of cancers of the breast and the prostate: recent epidemiological studies, biological mechanisms, and directions for future research. J Nutr 134: 3412S-20S, 2004.

Yam D, Peled A, Shinitzky M. Suppression of tumour growth and metastasis by dietary fish oil combined with vitamin E and C and cisplatin. Cancer Chemother Pharmacol 47: 34-40, 2001.

Chapter 13: Omega-3 stimulates your brain

Abd El-Gawad HM, Khalifa AE. Quercetin, coenzyme Q10, and Lcanavanine as protective agents against lipid peroxidation and nitricoxide generation in endotoxin-induced shock in rat brain. Pharmacol Res 43: 257-63, 2001.

Adams PB, Lawson S, Sanigorski A, Sinclair AJ. Arachidonic acid to eicosapentaenoic acid ratio in blood correlates positively with clinical symptoms of depression. Lipids 31: S157-61, 1996.

Beal MF. Mitochondrial dysfunction and oxidative damage in Alzheimer's and Parkinson's diseases and coenzyme Q10 as a potential treatment. J Bioeng Biomembr 36: 381-6, 2004.

Becker A, Eyles DW, McGrath JJ, Grecksch G. Transient prenatal vitamin D deficiency is associated with subtle alterations in learning and memory functions in adults rats. Behav Brain Res 1612: 306-12, 2005.

Carlson S, Werkman S. A randomized trial of visual attention of preterm infants fed docosahexaenoic acid until two months. Lipids 31: 85-90, 1996.

Dahlin M, Elfving Å, Ungerstedt U, Åmark P. The ketogenic diet influences the levels of excitatory and inhibitory amino acids in the CSF in children with refractory epilepsy. Epilepsy Res 64: 115-35, 2005.

Engström K, Saldeen A-S, Yang B, Mehta JL, Saldeen T. Effect of fish oils containing different amounts of EPA, DHA and antioxidants on fatty acids and nitric oxide synthase activity in the brain. Submitted, 2005.

Feher J, Kovacs B, Kovacs I, Schveoller M, Papale A, Gabrieli CB. Improvement of visual functions and fundus alterations in early agerelated macular degeneration treated with a combination of acetyl-l-carnitine, n-3 fatty acids, and coenzyme Q10. Ophtalmologica 219: 154-66, 2005.

Garland CF, Garland FC, Gorham ED, Lipkin M, Newmark H, Mohr SB, Holick MF. The role of vitamin D in cancer prevention. Am J Public Health 96: 252-61, 2006.

Hamazaki T, Sawazaki S, Kobayashi M. The effect of docosahexaenoic acid on aggression in young adults. J Clin Invest 97: 1129-34, 1996.

Hibbeln JR, Salem N. Dietary polyunsaturated fatty acids and depression: when cholesterol does not satisfy. Amer J Clin Nutr 62: 1-9, 1995.

Holman RT, Johnson SB, Ogburn OL. Deficiency of essential fatty acids and membrane fluidity during pregnancy and lactation. Proc Natl Acad Sci, USA 88: 4835-9, 1991.

Kalmijn S, Feskens EJM, Kromhout D. Polyunsaturated fatty acids, antioxidants and cognitive function in very old men. Amer J Epidemiology 145: 33-41, 1997.

Kaplan JR, Manuck SB, Shively C. The effects of fat and cholesterol on social behavior in monkeys. Psychomatic Medicine 53: 634-42, 1991.

Laugharne JDE, Mellor JE, Peet M. Fatty acids and schizophrenia. Lipids 31: S163-5, 1996.

Lukiw WJ, Cui JG, Marcheselli VL, Bodker M, Botkjaer A, Gotlinger K, Serhan CN, Bazan NG. A role for docosahexaenoic acidderived neuroprotectin D1 in neural cell survival and Alzheimer disease. J Clin Invest 115: 2774-83, 2005.

Mabuchi H, Higashikata T, Kawashiri M, Katsuda S, Mizuno M, Nohava A, Inazu A, Koizumi J, Kobayashi J. Reduction of serum ubiquinol-10 and ubiquine-10 levels by atorvastatin in hypercholesterolemic patients. J Atheroscler Thromb 12: 111-9, 2005.

Mcdonald SR, Sohol RS, Forster MJ. Concurrent administration of coenzyme Q10 and alpha-tocopherol improves learning in aged mice. Free Radic Biol Med 38: 729-36, 2005.

Myanaga K, Yonemura K, Yazawa K. DHA shortens P300 Latency in healthy persons. International conference on highly unsaturated fatty acids in nutrition and disease prevention. 1996. Barcelona, Spain.

Nordvik I, Myhr KM, Nyland H, Bjerve KS. Effect of dietary advice and n-3 supplementation in newly diagnosed MS Patients. Ugeskr Laeger 163: 1135-6, 2001.

Richardson AJ, Montgomery P. The Oxford-Durham study: A randomized, controlled trial of dietary supplementation with fatty acids in children with developmental coordination disorder. Pediatrics 115: 1360-6, 2005.

Saldeen A-S, Engström K, Rönneberg R, Wallin R, Mehta J, Saldeen T. Effect of stable and ordinary fish oil containing high concentrations of EPA and DHA, respectively, on nitric oxide synthase and DHA content in the brain. (Swedish). Hygiea 105(1):373, 1996.

Saldeen A-S, Yang B, Chen L, Engström K, Mehta J, Saldeen T. Importance of long chain fatty acids and antioxidants in fish oils for their effect on vascular tissue and brain. Journal of Investigative Medicine 45:209A, 1997.

Saldeen T. Fish Oil and Health with Focus on Natural Stable Fish Oil. SwedeHealth Press. Uppsala, Sweden, 1997, pp. 1-63.

Saldeen T, Ericson K, Wallin R. Do we become more intelligent by eating fish? (Swedish). Hygiea 106:357, 1997.

SanGiovanni JP, Chew EY. The role of omega-3 long-chain polyunsaturated fatty acids in health and disease of the retina. Progress in Retinal and Eye Research 24: 87-138, 2005.

Schlanger S, Shinitzky M, Yam D. Diet enriched with omega-3 fatty acids alleviates convulsion symptoms in epilepsy patients. Epilepsia 43: 103-4, 2002.

Serhan CN, Arita M, Hong S, Gotlinger K. Resolvins, docosatrienes, and neuroprotectins, novel omega-3 derived mediators, and their endogenous aspirin-triggered epimers. Lipids 39: 1125-32, 2004.

Simopoulos AP. Omega-3 fatty acids in health and disease and in growth and development. Am J Clin Nutr 54: 438-63, 1991.

Stevens LJ, Zentall SS, Abete ML, Kuczek T, Burgess JR. Omega-3 fatty acids in boys with behavior, learning, and health problems. Physiology & Behavior 59:915-20, 1996.

Stewart WFC, Kawas M, Corrada M, Metter EJ. Risk of Alzheimer's disease and duration of NSAID use. Neurology 48: 626-32, 1997.

Swank RL, Brewer Dugan B. Effect of low saturated fat diet in early and late cases of multiple sclerosis. Lancet 336: 37-9, 1990.

Swank RL, Goodwin J. Review of MS patient survival on a Swank low saturated fat diet. Nutrition 19: 161-2, 2003.

Uauy R, Peirano P, Hoffman D, Mena P, Birch D, Birch E. Role of essential fatty acids in the function of developing nervous system. Lipids 31 Suppl S 167-76, 1996.

Weinstock-Guttman B, Baier M, Park Y. Low fat intervention with omega-3 fatty acid supplementation in multiple sclerosis patients. Prostaglandins Leukot Essent Fatty Acids 73: 397-404, 2005.

Yazawa K Clinical experience with docosahexaenoic acid in demented patients. International conference on highly unsaturated fatty acids in nutrition and disease prevention. 1996. Barcelona, Spain.

van Leeuwen R, Boekhoorn S, Vingerling JR, Witteman JC, Klaver CC, Hofman A, de Jong PT. Dietary intake of antioxidants and risk of age-related macular degeneration. JAMA 294: 3101-7, 2005.

van Remmen H, Richardson A, Oxidative damage to mitochondria and aging. Exp Gerontol 36: 957-68, 2001.

Chapter 14: Omega-3 increases fat burning

Baillie RA, Takada R, Nakamura M, Clarke SD. Coordinate induction of peroxisomal-CoA oxidase and UCP-3 by dietary fish oil: a mechanism for decreased body fat deposition. Prostaglandins Leukot Essent Fatty Acids 60: 351-6, 1999.

Christensen JH, Skou HA, Fog L, Hansen VE, Vasterlund T, Dyerberg J, Toft E, Schmidt EB. Marine n-3 fatty acids, wine intake, and heart tate variability in patients referred for coronary angiography. Circulation 103: 651-7, 2001.

Clarke SD, Thuillier P, Baillie RA, Sha X. Peroxisome proliferators activated receptors: a family of lipid-activated transcription factors. Am J Clin Nutr 70: 566-71, 1999.

Dansiger ML, Gleason JA, Griffith JL, Selker HP, Schaefer EJ. Comparisons of the Atkins, Ornish, Weight Watchers, and Zone Diets for weight loss and heart disease risk reduction. JAMA 293: 43-53, 2005.

Engström K, Wallin R, Saldeen T. Effects of Scandinavian caviar paste enriched with a stable fish oil on plasma phospholipid fatty acids and lipid peroxidation. European Journal of Clinical Nutrition 57: 1052-9, 2003.

Grønbæk M, Deis A, Sørensen TI, Becker U, Schnohr P, Jensen G. Mortality associated with moderate intake of wine, beer, or spirits. BMJ 310:1165-9, 1995.

Haglund O, Wallin R, Luostarinen R, Alving B, Sandhagen B, Saldeen T. Effects of a new fluid fish oil concentrate, Eskimo-3, on triglycerides, cholesterol, blood pressure, fibrinogen and whole blood viscosity (Swe). Hygiea 98: 324, 1989.

Hill JO, Peters JC, Lin D, Yakubu F, Greene H, Swift L. Lipid accumulation and body fat distribution is influenced by type of dietary fat fed to rats. Int J Obesity 17: 223-36, 1993.

Jump DB, Clarke SD, Thelen A, Liimatta M, Ren B, Badin M. Dietary polyunsaturated fatty acid regulation of gene transcription. Prog Lipid Res 35: 227-41, 1996.

Lairon D, Amiot MJ. Flavonoids in food and natural antioxidants in wine. Curr Opin Lipidol 10: 23-8, 1999.

Lawson DL, Mehta JL, Saldeen K, Mehta P, Saldeen T. Omega-3 polyunsaturated fatty acids augment endothelium-dependent vasorelaxation by enhanced release of EDRF and vasodilator prostaglandins. Eicosanoids 4: 217-23, 1991.

Liu M, Wallin R, Saldeen T. Effect of bread containng stable fish oil on plasma phospholipid fatty acids, triglycerides, HDL cholesterol, and malondialdehyde in subjects with hyperlipidemia. Nutrition Research 21:1403-10, 2001.

Mori TA, Burke V, Puddey IB, Shaw JE, Beillin LJ. Effect of fish diets and weight loss on serum leptin concentration in overweight, treated-hypertensive subjects. Journal of Hypertension 22: 1983-90, 2004.

Rimm EB, Klatsky A, Grobbee D. Review of moderate alcohol consumption and reduced risk of coronary heart disease: is the effect due to beer, wine, or spirits? BMJ 312:731-736, 1996

Riserus U, Basu S, Jovinge S, Fredriksson GN, Arnlov J, Vessby B. Supplementation with conjugated linoleic acid causes isomer-dependet oxidative stress and elevated C-reactive protein: a potential link to fatty acid-induced insulin resistance. Circulation 106:1925-9, 2002.

Riserus U, Smedman A, Basu S, Vessby B. Metabolic effects of conjugated linoleic acid in humans: the Swedish experience. Am J Clin Nutr 79: 1146S-85S, 2004.

Riserus U, Vessby B, Amer P, Zethelius B. Supplementation with trans 10-cis-12-conjugated linoleic acid induces hyperinsulinemia in obese men: close association with impaired insulin sensitivity. Diabetologia 47: 1016-9, 2004.

Riserus U, Vessby B, Arnlov J, Bsasu S. Effects of cis-9, trans-11 conjugated linoleic acid supplementation on insulin sensitivity, lipid peroxidation, and proinflammatory markers in obese men. Am J Clin Nutr 80: 279-83, 2004.

Saldeen T. Fish Oil and Health with Focus on Natural Stable Fish Oil. SwedeHealth Press. Uppsala, Sweden, 1997, pp. 1-63.

Saldeen T, Engström K, Jokela R, Wallin R. Importance of in vitro stability for in vivo effects of fish oils. In: Natural antioxidants and anticarcinogens in nutrition, health and disease. The Royal Society of Chemistry, Cambridge, UK Special Publication 240: 326-30, 1999.

Saldeen T, Mehta JL. Dietary modulations in the prevention of coronary artery disease: a special emphasis on vitamins and fish oil. Curr Opin Cardiol 17: 559-67, 2002.

Saldeen T, Wallin R, Marklinder I. Effects of a small dose of stable fish oil substituted for margarine in bread on plasma phoshpholipid fatty acids and serum triglycerides. Nutrition Research 18:1483-92, 1998.

Schoonjans K, Staels B, Auwerx J. Role of the peroxisome proliferators-activated receptor (PPAR) in mediating the effects of fibrates and fatty acids on gene expression. J Lipid Res 37: 907-25, 1996.

Tjønneland A, Grønbæk M, Stripp C, et al. Wine intake and diet in a random sample of 48763 Danish men and women. Am J Clin Nutr. 69:49-54, 1999.

Chapter 15: Women and omega-3

Al MD, van Houwelingen AC, Hornstra G. Long-chain polyunsaturated fatty acids, pregnancy, and pregnancy outcome. Am J Clin Nutr 71: 285S-91S, 2000.

Austin MV, Hokanson JE, Edwards KL. Hypertriglyceridemia as a cardiovascular risk factor. Am J Cardiol 81: 7B-12B, 1998.

Criqui MH, Heiss G, Cohn R. Plasma triglyceride level and mortality from coronary heart disease. N Engl J Med 328: 1220-5, 1993.

Denomme J, Stark KD, Holub BJ. Directly quantitated dietary (n-3) fatty acid intakes in pregnant Canadian women are lower than current recommendations. Journal of Nutrition 135: 206-11, 2005.

Gaziano JM, Hennekens CH, O'Donnel CJ. Fasting triglyceride, high density lipoprotein and risk of myocardial infarction. Circulation 96: 2520-5, 1997.

Harel Z, Biro FM, Kottenhahn RK. Supplementation with omega-3 fatty acids in the management of dysmenorrhea in adolescents. Am J Obstet Gynecol 17: 1335-8, 1996.

Hu FB, Bronner L, Willett WC. Fish and omega-3 fatty acid intake and risk of coronary artery disease in women. JAMA 297: 1815-21, 2002.

Olsen SF, Sörensen JD, Secher NJ et al. Randomized controlled trial of fish oil supplementation on pregnancy duration. Lancet 339: 1003-7, 1992.

Saldeen P. Studies on prostanoid production in the umbilico-placental circulation. Thesis. University of Lund, Sweden 2002: 1-104.

Saldeen P, Saldeen T. Women and omega-3 fatty acids. Obstetrical and Gynecological Survey 59: 722-30, 2004.

Sharrett AR, Sorlie PD, Chambless LE. Relative importance of various risk factors for asymptomatic carotid atherosclerosis versus coronary heart disease incidence The atherosclerosis risk in community study. Am J Epidemiol 149: 843-52, 1999.

Suzukawa M, Abbey M, Howe PR. Effects of fish oil fatty acids on low density lipoprotein size, oxidizability, and uptake of macrophages. J Lipid Res 36:

473-84, 1995.

<u>Chapter 16: Children and omega-3</u>

Birch EE, Garfield S, Hoffman DR, Uauy, Birch DG. A randomized controlled trial of early dietary supply of long-chain polyunsaturated fatty acids and mental development in term infants. Developmental Medicine & Child Neurology 42: 174-81, 2000.

Birch EE, Hoffman DR, Uauy R, Birch DG, Prestidge C. Visual aquity and the essentality of docosahaexaenoic acid and arachidonic acid in the diet of term infants. Pediatric Research 44: 201-9, 1998.

Damsgaard CT, Schack-Nielsen L, Michaelsen KF, Fruekilde M-B, Hels O, Lauritzen L. Fish oil affects blood pressure and the plasma lipid profile in healthy Danish infants. J Nutr 136: 94-9, 2006.

Forsyth JS, Carlson SE. Long-chain polyunsaturated fatty acids in infant nutrition: effects on infant development. Current Opinion in Clinical Nutrition and Metabolic Care 4: 123-6, 2001.

Heird WC. The role of polyunsaturated fatty acids in term and preterm infants and breast-feeding mothers. Pediatric Clinics of North America 48: 177-83, 2001.

Helland IB, Smith L, Saarem K, Saugstad OD, Drevon CA. Maternal supplementation with very-long-chain n-3 fatty acids during pregnancy and lactation augments children's IQ at 4 years age. Pediatrics 111: e39-44, 2003.

Innis SM. The role of dietary n-6 and n-3 fatty acids in the devoloping brain. Developmental Neuroscience 22: 474-80, 2000.

Krabbe Logan V, Lydeking-Olsen E, Saldeen T. Eskimo Kids: Bioavailability, consumer accept and effect – a pilot study in 133 children for 4 months.

Miles EA, Banerjee T, Dooper MM, M Rabet L, Graus YM, Calder PC. The influence of different combinations of gamma-linolenic acid, stearidonic acid and EPA on immune function in healthy young male subjects. British Journal of Nutrition 91: 893-903, 2004.

Nagakura T, Matsuda S, Shichijyo K, Sugimoro H, Hara K. Dietary supplementation with fish oil rich in omega-3 polyunsaturated fatty acids in children with bronchial asthma. European Respiratory Journal 16: 861-5, 2000.

Saldeen A-S, Saldeen T. Effect of polyunsaturated fatty acids in children Medikament 3: (3): 65-8, 2002(Swedish and English version).

Willatts P, Forsyth JS. The role of long-chain polyunsaturated fatty acids in infant cognitive development. Prostaglandins, Leukotrienes and Essential Fatty Acids 63: 95-100, 2000.

Willats P, Forsyth JS, DiModugno MK, Varma S, Colvin M. Effect of long-chain polyunsaturated fatty acids in infant formula on problem solving at 10 months of age. Lancet 352: 688-91, 1998.

Chapter 17: Migraine and omega-3

Glueck CJ, McCarren T, Hitzemann R. Amoleriation of severe migraine with omega-3 fatty acids: a double-blind, placebo-controlled trial. Clin Res 34 (2): 796A, 1986.

Harel Z, Gascon G, Riggs S, Vaz R, Brown W, Exil G. Supplementation with omega-3 polyunsaturated fatty acids in the management of recurrent migraines in adolescents. J Adolesc Health 31: 154-61, 2002.

Lawson DL, Mehta JL, Saldeen K, Mehta P, Saldeen T. Omega-3 polyunsaturated fatty acids augment endothelium-dependent vasorelaxation by enhanced release of EDRF and vasodilator prostaglandins. Eicosanoids 4:217-23, 1991.

Leinemärk NO. Fish oil help against migraine (Swedish). Migranbladet 20:9, 1995.

McCarren T, Hitzemann R, Smith R, Kloss R, Allen C, Glueck CJ. Amoleriation of severe migraine with omega-3 fatty acids. Clin Res 33 (2): 275A, 1985.

214

Navarro MD, Periago JL, Pita ML, Hortelano P. The n-3 polyunsaturated fatty
    acid levels in rat tissue lipids increase in response to dietary olive oil
    relative to sunflower oil. Lipids 29: 845-9, 1994.

Pradalier A, Bakouche P, Baudesson G, Delage A, Cornaille-Lafage C, Launay
    JM, Biason P, Failure of omega-3 polyunsaturated fatty acids in
    prevention of migraine: a double blind study versus placebo. Cephalgia
    21: 818-22, 2001.

Chapter 18: Pets and omega-3

Mueller RS, Fieseler KV, Fettman MJ, Zabel S, Rosychuk RA, Ogilvie GK,
    Greenwalt TL. Effect of omega-3 fatty acids on canine atopic dermatitis. J
    small Anim Pract 45:293-7, 2004.

Lechowski R, Sawosz E, Klacinski W. The effect of the addition of oil preparation
    with increased content of n-3 fatty acids on serum lipid profile and clinical
    condition of cats with miliary dermatitis. Zentralbl Veterinarmed A 45:417-
    24, 1998.

Saldeen T. Fish Oil and Health with Focus on Natural Stable Fish Oil.
    SwedeHealth Press. Uppsala, Sweden, 1997, pp. 1-63.

Chapter 19: How can you increase the intake of omega-3?

Engström K, Wallin R, Saldeen T. Effects of Scandinavian caviar paste enriched
    with a stable fish oil on plasma phospholipid fatty acids and lipid
    peroxidation. European Journal of Clinical Nutrition 57: 1052-9, 2003.

Food Safety Authority of Ireland: Summary of investigation of dioxins, furans, and
    PCBs in farmed salmon, wild salmon, farmed trout and fish oil capsules,
    March 2002. Available at:
    www.fsai.ie/surveillance/food/surveillance_food_summarydioxins.asp
    (Table 8).

Liu M, Wallin R, Saldeen T. Effect of bread containng stable fish oil on plasma phospholipid fatty acids, triglycerides, HDL cholesterol, and malondialdehyde in subjects with hyperlipidemia. Nutrition Research 21:1403-10, 2001.

National Food Administration, Sweden: Report 16-2004: Dioxins and PCBs in fish oils – a survey of fish oils and fish liver oils sold on the Swedish market in February 2003. Available at:

www.slv.se/templates/SLV_Page.aspx?id=10036 (Table 1).

Morris MC, Evans DA, Bienias JL, Tangney CC, Bennett DA, Wilson RS, Aggarwal N, Schneider J. Consumption of fish and n-3 fatty acids and risk of incident Alzheimer disease. Arch Neurol 60: 940-6, 2003.

Okada Y, Kaneko M, Okajima H. Hydroxyl radical scavenging activity of naturally occurring furan fatty acids. Biol Pharm Bull 19: 1607-10, 1996.

Saldeen T, Wallin R, Marklinder I. Effects of a small dose of stable fish oil substituted for margarine in bread on plasma phoshpholipid fatty acids and serum triglycerides. Nutrition Research 18:1483-92, 1998.

Spitteler G. Furan fatty acids: occurrence, synthesis, and reactions. Are furan fatty acids responsible for the cardioprotective effects of a fish diet? Lipids 40: 755-71, 2005.

Spitteler G. The realtion of lipid peroxidation processes with atherogenesis: a new theory of atherogenesis. Mol Nutr Food Res 49: 999-1013, 2005.

Stability tests: Available at www.cardinova.com/PDF/AnalyCen.pdf

Wahl HG, Chrzanowski A, Liebich HM. Identification of furan fatty acids in nutritional oils and fats by multidimensional GC-MSD. Global Analytical Solutions. Appnote 6/1994: 1-9.

Wahl HG, Liebich HM, Hoffmann A. Identification of fatty acid methyl esters as minor components of fish oil by multidimensional GC-MSD: New furan fatty acids. Journal of High Resolution Chromatography 17: 308-11, 1994.

Chapter 20: Can vegeterian omega-3 replace the marine variety?

Burdge GC, Wootton SA. Conversion of alpha-linolenic acid to eicosapentaenoic, docosapentaenoic and docosahexaenoic acids in young women. Br J Nutr 88: 411-20, 2002.

Engström K, Jokela R, Alving B, Wallin R, Saldeen T. Effect of linseed oil on fatty acids and prostanoids. (Swedish). Hygiea 104: 360-1, 1995.

Hussein N, Ah-Sing E, Wilkinson P, Leach C, Griffin CL, Millward DJ. Long-chain conversion of [13C]linoleic acid and alpha-linolenic acid in response to marked changes in their intake in man. J Lipid Res 46: 269-80, 2005.

Kew S, Banerjee T, Minihane AM, Finnegan YE, Muggli R, Albers R, Williams CM, Caldrer PC. Lack of effects of foods enriched with plant- or marine-derived n-3 fatty acids on human immune function. Am J Clin Nutr 77: 1287-95, 2003.

Leitzmann MF, Stampfer MJ, Michael DS, Augustsson K, Colditz GC, Willett WC, Giovannucci EL. Dietary intake of n-3 and n-6 fatty acids and the risk of prostate cancer. Am J Clin Nutr 80: 204-16, 2004.

Oomen CM, Ocke MC, Peskens EJ, Kok FJ, Kromhout D. Alphalinolenic acid intake is not beneficially asociated with 10-year risk of coronary artery disease incidence: the Zupten Eledrly Study. Am J Clin Nutr 74: 457-63, 2001.

Pawlosky RJ, Hibbeln RJ, Novotny JA, Salem Jr N. Physiological compartmental analysis of alpha-linolenic acid metabolism in adult humans. J Lipid Res 42: 1257-65, 2001.

Chapter 21: What is the difference between cod liver oil and fish oil?

Food Safety Authority of Ireland: Summary of investigation of dioxins, furans, and PCBs in farmed salmon, wild salmon, farmed trout and fish oil capsules, March 2002. Available at:
www.fsai.ie/surveillance/food/surveillance_food_summarydioxins.asp

(Table 8).

National Food Administration, Sweden: report 16-2004: Dioxins and PCBs in fish oils – a survey of fish oils and fish liver oils sold on the Swedish market in February 2003. Available at: www.slv.se/templates/SLV_Page.aspx?id=10036 (Table 1).

Melhus H, Michaelsson K, Kindmark A, Bergström R, Holmberg L, Mallmin H, Wolk A, Ljunghall S. Excessive dietary intake of vitamin A is associated with reduced bone mineral density and increased risk for hip fracture. Ann Intern Med 129: 770-8, 1998.

Saldeen T. Fish Oil and Health with Focus on Natural Stable Fish Oil. SwedeHealth Press. Uppsala, Sweden, 1997, pp. 1-63.

Chapter 22: Can you combine omega-3 and pharmaceuticals?

Al-Harbi MM, Islam MW, al-Shabanah OA, al-Gharably NM. Effect of acute administration of fish oil (omega-3 marine triglyceride) on gastric ulceration and secretion induced by various ulcerenogenic and necrotizing agents in rats. Food Chem Toxicol 33: 553-8, 1995.

Bender NK, Kraynak MA, Chiquette E, Linn WD, Clark GM, Bussey HI. Effects of marine fish oils on the anticoagulation status of patients receiving chronic warfarin therapy. J Thrombosis and Thrombolysis 5: 257-61, 1998.

Donadio JV Jr, Bergstralh EJ, Offord KP, Spencer DC, Holley KE. A controlled trial of fish oil in IgA nephropathy. New England Journal of Medicine 331: 1194-9, 1994.

Engström K, Wallin R, Saldeen T. Effect of low-dose aspirin in combination with stable fish oil on whole blood production of eicosanoids. Prostaglandins, Leukotrienes and Essential Fatty Acids 64: 291-7, 2001.

Liu M, Wallmon A, Wallin R, Saldeen T. Effects of a stable fish oil and simvastatin on plasma lipoproteins in patients with hyperlipidemia. Nutrition Research 23: 1027-34, 2003.

Mantel-Teeuwisse AK, Kloosterman JM, Maitland-van der Zee AH, Klungel OH,

Porsius AJ, de Boer A. Drug-induced lipid changes: a review of the unintended effects of some commonly used drugs on serum lipid levels. Drug Safety 24: 443-56, 2001.

Pettersson EE, Rekola S, Berglund L, Sundqvist G, Angelin B, Diczfalusy U, Björkhem I, Bergström J. Treatment of IgA nephropathy with omega-3 polyunsaturated fatty acids: a prospective, doubleblind, randomized study. Clinical Nephrology 41: 183-90, 1994.

Singer P, Melzer S, Goschel M, Augustin S. Fish oil amplifies the effect of propranolol in mild essential hypertension. Hypertension 16: 682-91, 1990.

Smith P, Arnesen H, Opstad T, Dahl KH, Eritsland J. Influence of highly concentrated n-3 fatty acids on serum lipids and hemostatic variables in survivors of myocardial infarction receiving either oral anticoagulants or matching placebo. Thrombosis Research 53: 467-74, 1989.

Chapter 23: Importance of high quality for effects and safety

Christensen JH, Riahi S, Schmidt EB, Molgaard H, Pedersen AK, Health F, Nielsen JC, Toft E. n-3 fatty acids and ventricular arrhythmias in patients with ischaemic heart disease and implantable cardioverter defibrillators. Europace 7: 338-44, 2005.

Hau MF, Smelt AH, Bindels AJ, Sijbrands EJ, Van der Laarse A, Onkenhout W, van Duyvenvoorde W, Princen HM. Effects of fish oil on oxidation resistance of VLDL in hypertriglyceridemic patients. Arteriscler Thromb Vasc Biol 16: 1197-202, 1996.

Johansen O. Studies on coronary angioplasty, restenosis and very long chain n-3 fatty acids (Doctoral thesis) Oslo, Norway: Department of Cardiology, Ulleval Hospital, University of Oslo; 1999, pp. 17-18.

Johansen O, Seljeflot I, Höstmark AT, Arnesen H. The effect of supplementation with omega-3 fatty acids on soluble markers of endothelial function in patients with coronary heart disease. Arterioscler Thromb Vasc Biol 19:

1631-0, 1999.

Jokela R, Engström K, Wallin R, Saldeen T. Effect of in vitro stability of fish oil on lipid peroxidation and prostanoids in vivo. Upsala Journal of Medical Sciences 103:213-21, 1998(Awarded a prize).

Raitt MH, Connor WE, Morris C, Kron J, Halperin B, Chugh SS, McClelland J, Cook J, MacMurdy K, Swenson R, Connor SL, Gerhard G, Kraemer DF, Oseran D, Marchant C, Calhoun D, Shnider R, McAnulty J. Fish oil supplementation and risk of ventricular tachycardia and ventricular fibrillation in patients with implantable defibrillators: a randomozed controlled trial. JAMA 293: 2884-91, 2005.

Saldeen T, Engström K, Jokela R, Wallin R. Importance of in vitro stability for in vivo effects of fish oils. In: Natural antioxidants and anticarcinogens in nutrition, health and disease. The Royal Society of Chemistry, Cambridge, UK. Special Publication 240: 326-30, 1999.

Saldeen T, Mehta JL. Dietary modulations in the prevention of coronary artery disease: a special emphasis on vitamins and fish oil Curr Opin Cardiol 17: 559-67, 2002.

Chapter 24: Something about vitamin E

Chen H. Studies on cell injury induced by hypoxia-reoxygenation and oxidized low density lipoprotein. With special reference to the protective effect of mixed tocopherols, omega-3 fatty acids and transforming growth factor beta-1, Comprehensive Summaries of Uppsala Dissertations from the Faculty of Medicine 1303. Doctoral thesis, Uppsala University, 2003.

Chen L, Haught WH, Yang B, Saldeen T, Parathasarathy S, Mehta JL. Preservation of endogenous antioxidant activity and inhibition of lipid peroxidation as common mechanisms of antiatherosclerotic effects of vitamin E, lovastatin and amlodipine. Journal of the Amercan College of Cardiology 30:569-75, 1997.

Chen H, Li D, Saldeen T, Romeo F, Mehta JL. Mixed tocopherol preparation is superior to alpha-tocopherol alone against hypoxiareoxygenation injury. Biochemical and Biophysical Research Communications 291: 349-53, 2002.

Chen L, Haught WH, Yang B, Saldeen T, Parathasarathy S, Mehta JL. Preservation of endogenous antioxidant activity and inhibition of lipid peroxidation as common mechanisms of antiatherosclerotic effects of vitamin E, lovastatin and amlodipine. Journal of the Amercan College of Cardiology 30:569-75, 1997.

Devaraj S, Traber MG. Gamma-tocopherol, the new vitamin E? (Editorial) American Journal of Clinical Nutrition. 77:530-31, 2003.

Engstöm K, Wallin R, Saldeen T. Tocopherols in a Swedish population. Effect of gamma-tocopherol. (Swedish). Hygiea 108(3):319, 1999.

Ericson K, Alving M, Saldeen T. E-vitamin in coronary arteries. (Swedish). Hygiea 109(2):332, 2000.

Li D. Studies on effect of antioxidants on arterial thrombosis and endothelial cell injury. With special reference to tocopherols and apo Al Milano. Comprehensive Summaries of Uppsala Dissortations from the Faculty of Medicine 936. Doctoral thesis, Uppsala University, 2000.

Li D, Saldeen T, Mehta JL. Gamma-tocopherol decreases ox-LDL-mediated activation of nuclear factor-kappa B and apoptosis in human coronary artery endothelial cells. Biochemical and Biophysical Research Communications 259: 157-161, 1999.

Li D, Saldeen T, Mehta JL. Effects of alpha-tocopherol on ox-LDL-mediated degradation of IkappaB and apotosis in cultured human coronary artery endothelial cells. Journal of Cardiovascular Pharmacology 36:297-301, 2000.

Li D, Saldeen T, Mehta J. Tocopherols and human platelet aggregation. Journal of the American College of Cardiology 270A, 2000.

Li D, Saldeen T, Romeo F, Mehta J. Relative effects of alpha-tocopherol and gamma-tocopherol on low-density lipoprotein oxidation and superoxide dismutase and nitric oxide synthase activity and protein expression in rats.

Journal of Cardiovascular Pharmacology and Therapeutics 4: 219-26, 1999.

Li D, Saldeen T, Romeo F, Mehta JL. Different isoforms of tocopherols enhance nitric oxide synthase phosphorylation and inhibit platelet aggregation and lipid peroxidation: implications in therapy with vitamin E. Journal of Cardiovascular Pharmacology and Therapeutics 6:155-61, 2001.

Liu M. Effects of antioxidant and lipid lowering treatment on risk factors for cardiovascular disease. With special reference to mixed tocopherols and stable fish oil. Comprehensive Summaries of Uppsala Dissertations from the Faculty of Medicine 1206. Doctoral thesis, Uppsala University, 2002.

Liu M, Wallin R, Saldeen T. Effect of mixed tocopherols on ecNOS, SOD and PKC in leukocytes in human subjects. Nutrition Research 22: 1253-63, 2002.

Liu M, Wallin R, Wallmon A, Saldeen T. Mixed tocopherols have a stronger inhibitory effect on lipid peroxidation than alphatocopherol. Hygiea 109(2):332, 2000.

Liu M, Wallin R, Wallmon A, Saldeen T. Mixed tocopherols have a stronger inhibitory effect on lipid peroxidation than alpha-tocopherol alone. Journal of Cardiovascular Pharmacology 39:714-21, 2002.

Liu M, Wallmon A, Olsson-Mortlock C, Wallin R, Saldeen T. Mixed tocopherols inhibit platelet aggregation in humans: Potential mechanisms. American Journal of Clinical Nutrition. 77:700-6, 2003.

Liu M, Wallmon A, Wallin R, Saldeen. Effect of alpha-tocopherol and mixed tocopherols on plasma levels of tocopherols and DHA in human subjects. (Swedish). Hygiea 109(2):332, 2000.

Luostarinen R, Siegbahn A, Saldeen T. Effects of dietary supplementation with vitamin E on human neutrophil chemotaxis and generation of LTB4. Upsala Journal of Medical Sciences 96:103-11, 1991.

Luostarinen R, Siegbahn A, Saldeen T. Effect of dietary fish oil supplemented with different doses of vitamin E on neutrophil chemotaxis in healthy voluteers. Nutrition Research 12:1419-30, 1992.

Mehta JL, Li D, Saldeen T. Alpha-tocopherol decreases ox-LDL-mediated apoptosis via inhibition of transcription factor NF-kB in cultured human coronary endothelial cells. Journal of Cardiovascular Pharmacology 36: 297-301, 2000.

Mehta JL, Puri S, Saldeen T. Role of antioxidant vitamins and omega-3 fatty acids in the prevention of coronary artery disease. Harrison's Principles of Internal Medicine, Harrison's Online (Ed E. Braunwald et al). Editorial to Chapter 242, 2001.

Olsson-Mortlock C, Wallmon A, Wallin R, Saldeen T. Effect of a alpha-tocopherol and a tocopherol mixture on platelet aggregation in human subjects. (Swedish). Hygiea 109(2):332, 2000.

Patterson C, Ballinger S, Stouffer GA, Runge MS. Antioxidant vitamins: sorting out the good and not so good (Editorial). Journal of the American College of Cardiology 34:1216-18, 1999.

Saldeen K, Saldeen T. Importance of tocopherols beyond alpha-tocopherol: evidence in animal and human studies. Nutrition Research 25: 877-89, 2005.

Saldeen T. Do we use wrong tocopherols in the food supplements? (Swedish). Hygiea 107(1):349, 1998.

Saldeen T. Effect of different tocopherols on platelet aggregation and arterial thrombogenesis. Journal of Vascular Research, 2000.

Saldeen T, Li D, Mehta J. Gamma-tocopherol decreases activation of nuclear factor NF-kB and apoptosis. (Swedish). Hygiea 108(3):319, 1999.

Saldeen T, Li D, Mehta J. Tocopherols and platelet aggregation. (Swedish). Hygiea 108(3):319, 1999.

Saldeen T, Li D, Mehta J. Differential effects of alpha-and gamma-tocopherol on low-density lipoprotein oxidation, superoxide activity, platelet aggregation and arterial thrombogenesis. Journal of the American College of Cardiology 34: 1208-15, 1999.

Saldeen T, Li D, Mehta JL, Wallin R. Relative effects of alpha- and gamma-tocopherol on lipid peroxidation, oxidation of LDL cholesterol and nitric oxide synthase. (Swedish). Hygiea 107(1):350, 1998.

Saldeen T, Li D, Mehta JL, Wallin R. Different effects of alpha- and gamma-tocopherol on platelet aggregation, arterial thrombosis and endogenous superoxide dismutase activity. (Swedish). Hygiea 107(1):350, 1998.

Saldeen T, Mehta, JL. Dietary modulations in the prevention of coronary artery disease: a special emphasis on vitamins and fish oil. Current Opinion in Cardiology 17: 559-67, 2002.

| 용 어 |

Alpha-linolenic acid: 알파리놀렌산. EPA와 DHA로 변환될 수 있는 동물에 있는 탄
소 18개를 가진 오메가-3 지방산. 이 변환은 사람에게서 상당히 덜 효율적
이다.

Anti-inflammatory: 항염성, 소염성. 염증에 대응하는.

Antioxidant: 항산화물질. 프리라디칼(free radical)로부터 세포를 보호하는 세포보
호물질.

Arachidonic acid: 아라키돈산. 예를 들어 고기에서 발견되는 오메가-6 지방산으로
신체에서 호르몬으로 변환된다.

Chemically modified fish oil: 화학적으로 변형된 어유(魚油). 38퍼센트 이상 오메가-
3 지방산이 고도로 농축된 어유.

Cholesterol: 콜레스테롤. 죽상동맥경화증(아테롬성 동맥경화증) 발병에 대단히 중요
한 물질로 총 콜레스테롤, 좋은 콜레스테롤(HDL)과 나쁜 콜레스테롤(LDL)로
구분된다.

Cod liver oil: 대구 간유. 대구의 간으로부터 얻은 기름으로, 주로 비타민 A와 비타
민 D의 보충제에 사용된다.

DHA: docosahexaenoic acid. 도코사헥사엔산. 탄소 22개와 6개의 이중결합
(docosa-22, hex=6)을 가진 생선 지방산 또는 오메가-3 지방산.

Docosatrienes: 도코사트리엔. 항염 및 보호 특성을 가진 DHA로부터 추출한 물질.

Double bond: 이중결합. 각각 수소 1개를 상실한 2개의 탄소 사이의 결합. 이중결
합은 지방산의 기능에 대단히 중요하다.

Eicosanoid: 에이코사노이드. 탄소 20개를 가진 불포화지방산으로부터 형성된 호
르몬으로, 유익한 또는 유익하지 않은 효과를 갖고 있다.

EPA: eicosapentaenoic acid. 에이코사펜타엔산. 탄소 20개와 5개의 이중결합
(eicosa=20, pente=5)을 가진 생선 지방산 또는 오메가-3 지방산.

Fatty acid: 지방산. 이중결합이 있거나 없는 긴 탄소사슬을 구성하는 분자.

F-fatty acid: F-지방산. 천연 어유에 있는 중요한 항산화제.

Fish fatty acid: 생선 지방산. EPA와 DHA 같은 오메가-3 지방산에 있는 긴 사슬.

Free radical: 자유기(自由基). 짝을 이루지 않은 전자를 가진 원소나 분자로 세포 손상을 유발한다.

Gamma-linolenic acid: 감마리놀렌산. PGE1으로 변환될 수 있는 오메가-6 지방산으로 유익한 에이코사노이드이다.

HDL_cholesterol: HDL 콜레스테롤. 심혈관계 질환을 예방하는 좋은 콜레스테롤.

LDL_cholesterol: LDL 콜레스테롤. 나쁜 콜레스테롤.

Leukotriene: 류코트리엔. 백혈구에서 형성된 에이코사노이드 호르몬으로서 염증을 유발시킨다.

Linoleic acid: 리놀레산. 아라키돈산으로 변환될 수 있는 오메가-6 지방산.

Lipoprotein(a): 리포프로틴. 지질단백질. 죽상동맥경화증과 심혈관질환을 유발시킬 수 있는 물질.

LTB_4: 아라키돈산에서 형성된 염증을 유발시킬 수 있는 능력을 가진 류코트리엔.

LTB_5: EPA로부터 형성된 염증을 유발시킬 능력을 갖지 못한 류코트리엔

Natural fish oil: 천연 어유. 오메가-3 지방산을 많아야 38퍼센트 가진 어유.

Neuroprotectins: 뉴로프로텍틴. 신경보호작용물질. 오메가-3에서 추출한 물질로 항염 및 보호 속성을 갖는다.

Nitric oxide synthase: 산화질소 합성효소. 뇌에서 발견되는 효소로서 학습 능력과 기억에 대단히 중요할 수 있다.

Omega-3 fatty acid: 오메가-3 지방산. 3번 탄소에 첫 이중결합을 가진 고도불포화 지방산.

Omega-6 fatty acid: 오메가-6 지방산. 6번 탄소에 첫 이중결합을 가진 고도불포화 지방산.

Ordinary fish oil: 일반 어유. 이 책에서 사용된 용어로서, 산소에 장기간 노출 후 산패되는 불안정한 어유.

Ordinary vitamin: 일반 비타민. 알파토코페롤.

PGE$_1$: 감마리놀렌산에서 형성된 유익한 에이코사노이드.
PGE$_2$: 아라키돈산에서 형성된 유익하지 않은 에이코사노이드.
PGE$_3$: EPA로부터 형성된 유익한 에이코사노이드.
PGI$_2$: 아라키돈산에서 형성된 유익한 에이코사노이드(프로스타사이클린).
PGI$_3$: EPA에서 형성된 유익한 에이코사노이드.
Polyunsaturated fatty acid: 고도 불포화지방산. 여러 이중결합을 가진 지방산.
Pro-inflammatory: 염증을 유발할 수 있는 능력이 있다.
Prostacyclin: 프로스타사이클린. 항응혈작용, 혈관확장작용을 하는 호르몬 비슷한
        물질.
Pufanox: 퓨파녹스. 다른 천연 항산화제들의 혼합. 천연 토코페롤 블렌드.

Resolvin: 리졸빈. 오메가-3에서 추출된 물질로서 항염 및 보호 속성을 가진다.

Saturated fatty acid: 포화지방산. 이중결합이 없는 지방산.
Stable fish oil: 안정된 어유. 장기간 대기에 노출된 후 산패되지 않고, 인체에서 프
        리라디칼을 형성하지 않으며 비타민 E 소비를 일으키지 않는 어유.

The balanced omega-3 diet: 균형 잡힌 오메가-3 다이어트. 이 책에 서술한 용어
        로, 체지방을 줄이기 위해 실천하기 쉽고 효율적이고 안전한 식사.
Triglyceride: 트리글리세리드. 중성지방지질. 3개의 지방산과 글리세롤을 구성하는
        물질. 콜레스테롤과 함께 동맥경화증을 일으키는 혈중 지방 성분.
TxA$_2$: 아라키돈산에서 형성된 유익하지 않은 에이코사노이드.
TxA$_3$: EPA에서 형성된 유익한 에이코사노이드.

Unsaturated fatty acid: 불포화지방산. 이중결합을 가진 지방산.

이 책의 저자인 톰 살덴 교수님은 제가 1988년 스웨덴 웁살라 의과대학에 연수를 갔을 때 지도교수로서 연구에 많은 도움을 주셨습니다. 박사학위를 하는 동안 처음부터 끝까지 이끌어주시고, 조언을 아끼지 않으셨던 분입니다. 자애롭고 진취적이며 이해심이 많고 연구에 열정적인 분입니다, 오메가-3에 대해서는 1988년부터 8년간 학위를 하는 동안, 톰 살덴 교수님 옆에서 듣고 보면서 자연스럽게 공부할 수 있었고, 그의 실험에도 일부 참여한 적이 있습니다.

이 책은 그의 평생의 업적을 정리한 것입니다. 여러분들이 책을 읽어 나가는 동안 천연 오메가-3 지방산(이하 '오메가-3')의 역사와 다양한 효과에 대해 알게 되어, 새로운 세상에 온 것 같은 느낌을 갖게 될 것입니다. (오메가-3가 있는 세상과 없는 세상의 차이를……)

천연 오메가-3의 효과를 간단히 정리하면, 오메가-3는 '에이코사노이드'라 불리는 유익한 호르몬의 원천이

되고, 심혈관질환으로부터 인체를 지켜주며, 이상지질혈증, 혈액순환, 혈압, 그리고 혈관의 탄력성을 개선시킵니다. 또한 대사증후군, 당뇨병 환자에게 여러 가지 유익을 주고, 관절을 보호해주며, 피부를 유연하고, 탄력 있게 만듭니다. 방광암의 발생을 줄여주고, 두뇌를 자극하여 치매나 우울증을 개선시키며, 지방을 연소하는 작용이 있어 체중 감량에도 효과가 있습니다. 특히 여성에서 월경곤란, 월경통, 불임에 효과가 입증되었고, 어린이에게 오메가-3를 투여하면 공부를 잘하게 되고, ADHD에 걸린 아이도 증세를 개선시켜 주며, 천식에도 효능이 있다고 보고되었습니다.

  이 책의 마지막 부분에서는 오메가-3를 어떻게 먹는지를 기술함으로써 독자들이 쉽게 오메가-3에 접근할 수 있도록 자상한 배려를 하고 있습니다.
  이 책을 다 읽고 나면 천연 오메가-3는 생명을 지켜주는 신비한 과실 같은 느낌이 들 것입니다. 이 여름 이 책한 권이 우리에게 속삭이고 있습니다. 읽어라. 어서 읽어라. 오메가-3에 대한 모든 것을. 그래서 건강의 꿈을 이루어라!

안철민
연세의대 호흡기내과 명예교수
한국건강관리협회 경기도지부 건강증진의원 원장

이 도서의 국립중앙도서관 출판예정도서목록(CIP)은 서지정보유통지원시스템 홈페이지(http://seoji.nl.go.kr)와
국가자료공동목록시스템(http://kolis-net.nl.go.kr)에서 이용하실 수 있습니다. (CIP제어번호:CIP2020036624)

오메가-3에 대한 모든 것: 바다에서 온 필수지방산

초판 1쇄 인쇄 / 2020년 9월 11일
초판 1쇄 발행 / 2020년 9월 15일

지은이 / 톰 살덴
옮긴이 / 김진원 · 방정석
펴낸이 / 한혜경
펴낸곳 / 도서출판 異彩(이채)
주소 / 06072 서울특별시 강남구 영동대로 721, 1110호
      (청담동, 리버뷰 오피스텔)
출판등록 / 1997년 5월 12일 제 16-1465호
전화 / 02)511-1891
팩스 / 02)511-1244
e-mail / yiche7@hanmail.net

ISBN 979-11-85788-20-3 93510

※값은 뒤표지에 있으며, 잘못된 책은 바꿔드립니다.